心穏やかに。

人生100年時代を歩む知恵

小林弘幸
齋藤 孝

プレジデント社

はじめに

「心穏やか」に生きること――。

これは、長年にわたるわたし齋藤孝《さいとうたかし》の人生のテーマでもありました。

本編でも触れるのですが、どちらかといえばわたしは生まれつき気性の激しい人間で、とくに若いころはその性格を持て余してしまい、人間関係において難しい時期を何年も送ったことがあるほどでした。

それこそ、自分の思いどおりにならないことがあるとすぐにイライラしてしまったり、他者との議論などでも徹底的に相手を追い詰めて、こてんぱんにやっつけてしまったりするようなことがあったのです。

そんなある種の「攻撃性」に振りまわされていた、とてもバランスの悪い人間でした。

もちろん、そんな気質にもいい面はあるもので、そうした「攻撃性」があることで、どんなことも恐れずにぶつかっていく積極的な性格がかたちづくられたと思います。元来持っていた「負けん気の強さ」も関係していることでしょう。

ただ、そのように生きていたころは、やはり人間関係をはじめ、自身が取り組んでいた研究や生活、そしてお金に関しても本当にいろいろなことがうまくいきませんでした。たくさんの問題がこれでもかといわんばかりに降りかかってきて、常に強烈なストレスを抱えながら日々を送っていたのです。それでも、「負けてたまるものか！」と、ものごとに真正面からぶつかっていくことしか知らなかったわたしは、気づいたときには心をへとへとにして生きていました。

しかし、あることをきっかけに、そんな自分の激しい気性や「攻撃性」を次第にコントロールできるようになっていきました。詳しいことは本編に譲《ゆず》りますが、端的にいうと、自分が抱えていた苛立ちや怒りっぽさ、他者や世の中に対する「攻撃性」を無理に押さえ込もうと

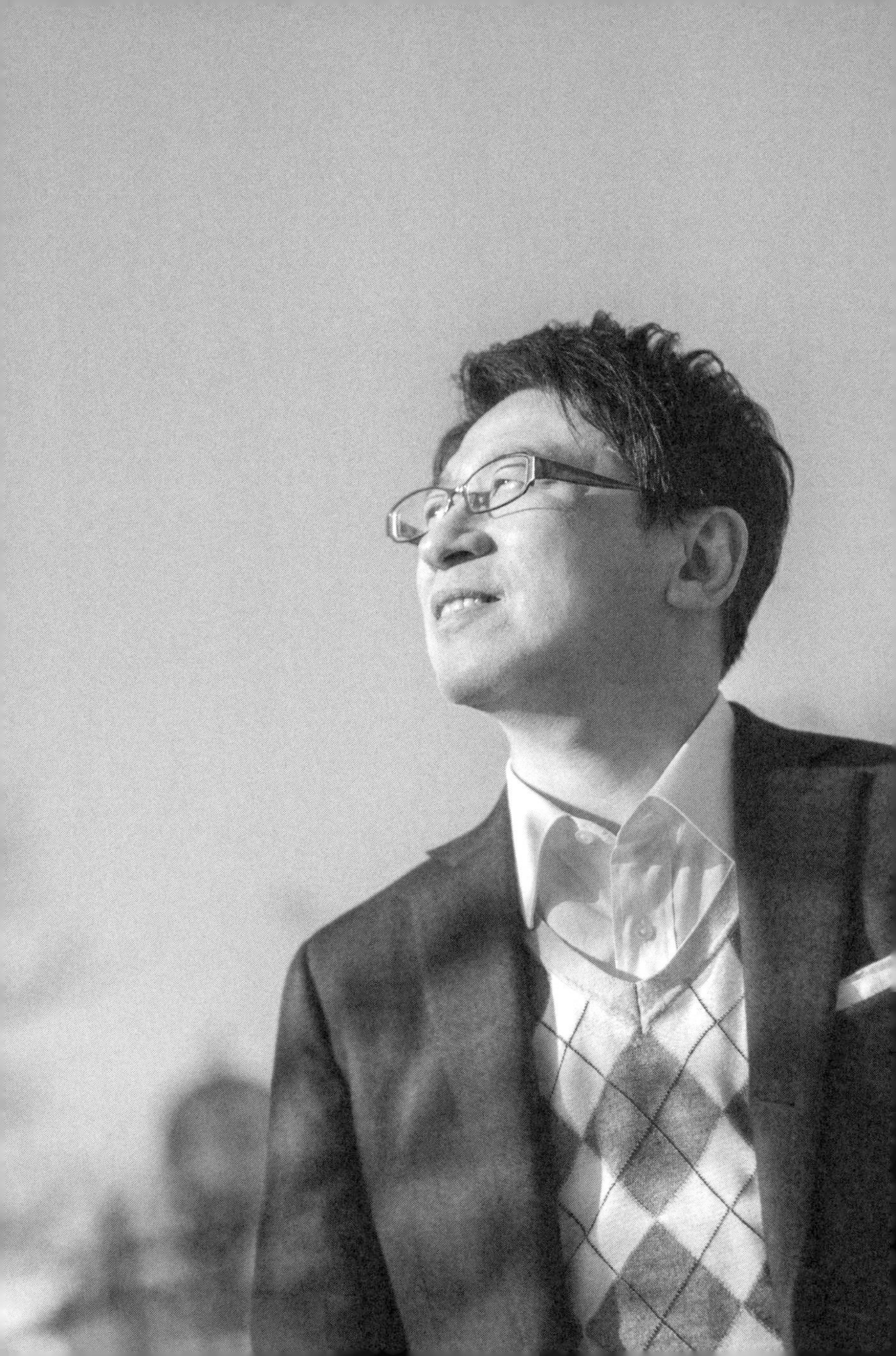

するのではなく、うまく解放していく生き方へとシフトさせることができるようになったのです。

そのような生き方に変わったことで、わたしの人生も次第にいい方向へと変化していきました。

安定した収入を得ることができ、自身の研究を深めることができ、家族と幸せな生活を送れるようにもなった。そしてなによりも、「教育によって次世代を導き、よりよい社会をつくる」ことに、仕事をとおして微力ながら貢献できるようになりました。


「心穏やか」な生き方というのは、ただ力をゆるめてリラックスしたり、ふだんからぼーっとして生きたりしているだけではけっして得ることはできません。そうではなく、自分がいま抱えているつらさや息苦しさ、また怒りや嫉妬《しっと》の感情から目をそらすことなく、そのネガティブなエネルギーを別のポジティブなエネルギーへと変えながら、感情をうまく流していく道程そのものなのです。

つまりそれは、いまストレスや生きづらさを抱えているどんな人でも可能なことであり、むしろストレスを抱えているからこそ、それを自分なりにコントロールしていくことで、より充実した「心穏やか」な人生を生きることができるのだと、わたしは確信しています。

本書は、わたし齋藤孝と、自律神経研究の第一人者であり、数々のベストセラーの著者でもある小林弘幸《こばやしひろゆき》先生との対談が含まれた「共著」です。

わたしが自分の体験をもとに主観的に話すと、どうしても「科学的根拠」という観点からの批判を受けることを免れません。でも、そのような部分を本書では医学的見地に基づいた小林先生のパートと比べることで検証しながら、深く楽しく読んでいただけるはずです。まず、わたしたちのこれまでの苦労と失敗に満ちた人生の軌跡《きせき》をたどりながら、みなさんの心が穏やかになるための考え方のヒントをお伝えしていきます。そして、次に【実践編】として、わたしたちが実際に日々の暮らしのなかで行っている、「心穏やか」に生きるための具体的なノウハウもたっぷりとご紹介しましょう。

「心穏やか」に生きることができれば、人間関係をはじめ様々な問題が解決に向かい、何歳からでも、人生をより充実したものへと変えていくことができます。

まずは肩肘を張らずに、気軽に楽しく読んでいただければ幸いです。

齋藤 孝

目次

人の心は弱いもの

小林弘幸【思索編】

取り戻すべき精神

齋藤 孝【思索編】

調子を整える習慣と技

小林弘幸【行動編】

シンプルに上機嫌に

齋藤 孝【行動編】

日本人はどこへ向かうのか

小林弘幸×齋藤　孝◉対話【PART1】

心身ともに健康であれ

小林弘幸×齋藤　孝◉対話【PART2】

心穏やかに生きる

小林弘幸×齋藤 孝◉対話【PART3】

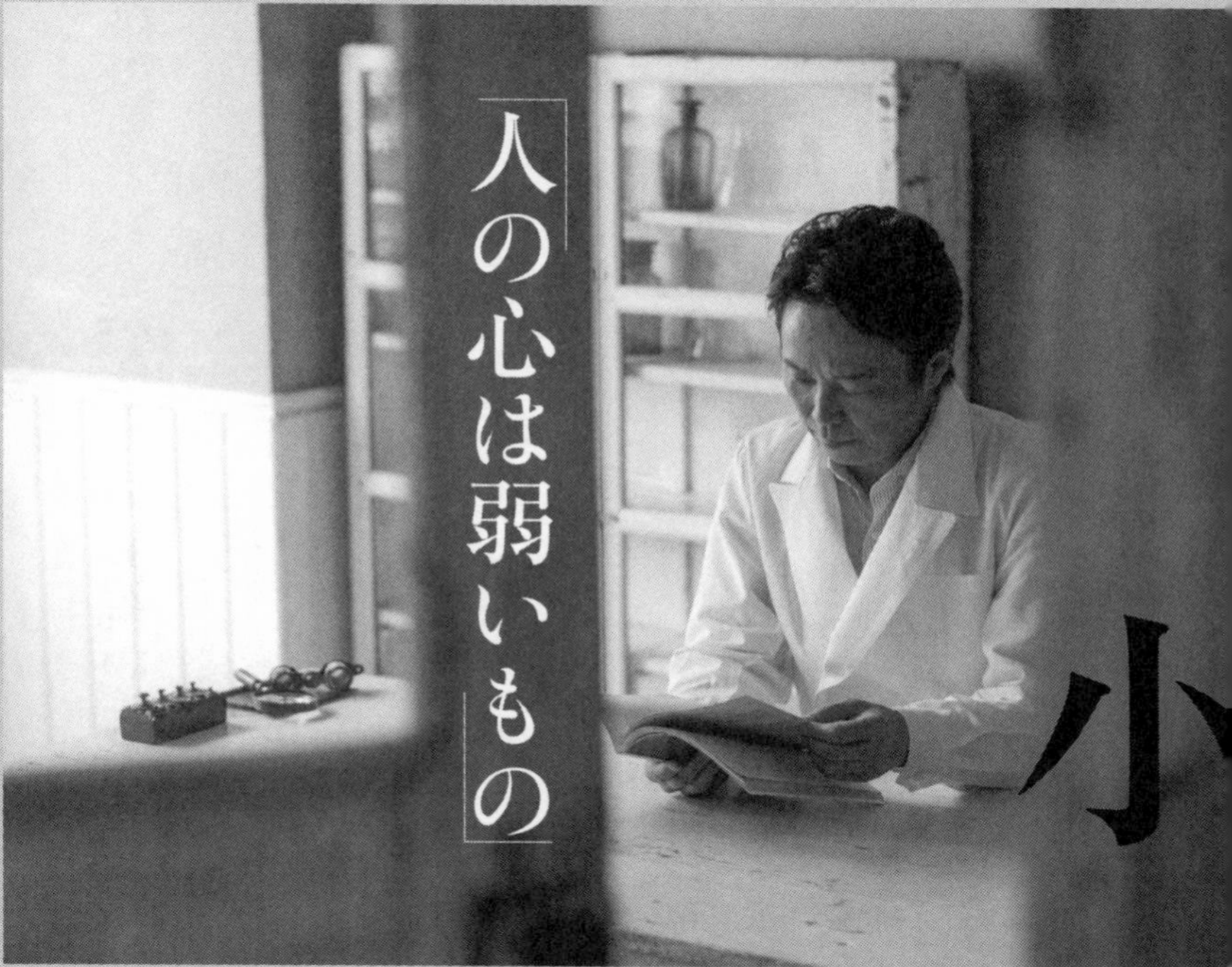

「人の心は弱いもの」

小林弘幸

【思索編】

はじめから
心が強い人間などいない。
大切なのは、
「人の心は弱い」ことを
はっきり認識し、
自分なりに心身を
コントロールしていくこと

誕生日のお祝いもなかった子ども時代

わたしは、これまで医師として働くかたわらでたくさんの本を書いてきました。おかげさまで多くの人に手に取っていただき、「体の調子がよくなった」「人生を楽しめるようになった」といった感謝の言葉などをいただくこともあります。これは本当にうれしいのですが、わたしには本を書くということについて感じていることがあります。

それは、もしわたしが、人が羨むような「美しくいい人生」を送っていたなら、おそらく多くの人に読んでいただける「いい本」は書けなかっただろうということです。もっと「まとも」な子ども時代や環境に恵まれた青春時代を送り、なんの苦労も知らずに育っていたとしたら、または、人の命に直結する外科の世界を選ばなかったら、人様に向けて本など書けなかったでしょう。

自著の1冊1冊を完成させるたびに、その思いはより強くなっていきました。

はっきりいうと、わたしの人生には、自分なりにつらいことが多かったのです。

少なくとも人生の前半までは、つらいことしか記憶にないような気がするほどの日々を送りました。

「もっとほかの人生があってもよかっただろう」

そんなことを思いながら、毎日を過ごしていたのです。

子どものころから、「しんどいな」と思うことが多く、社会に出て医師になってからもしばらくは、その思いが変わることはありませんでした。いまでこそ、本書のテーマである「心穏やか」な人生を生きられるようになりましたが、とくに若いころについては、本当につらく苦い思い出しか残っていません。

まだほとんどの女性が専業主婦になった時代に、わたしの両親はふたりとも教師として働いていました。そのため両親は朝から晩まで忙しく、自分の子どもにゆっくりとかまうどころではありません。ですからわたしは、幼稚園に通う前までいろいろな知人宅に預けられて育ちました。

小学生になっても家庭の状況はさほど変わらず、まず学校から家に帰ってきても当然ながら誰もいません。そのくらいの年の子どもなら、ふつうは家に帰って母親とおやつなどを食べるわけですが、そんな時間はまるでありませんでした。さすがにこづかいとして食卓に100円が置いてあったので、小学校の前にあったコロッケ屋さんに行ってわら半紙のようなものに包まれたハムカツを買い、ソースをびちゃびちゃにつけてひとりで校庭のブランコに乗って食べていたことを思い出します。

ひとりっ子だったこともあり、親がそこにいなければ家庭でのコミュニケーションはまったくなかったわけです。

母が帰ってきて夕食をつくるときでも、1日働いてきてからなので手の込んだものが食卓に並ぶことはなく、夜の9時や10時くらいになってようやく食べるというのが日常。お腹が空いた時間に、友だちの家で食べさせてもらった夕食のほうが、温かくてとても美味しかったのをよく覚えています。

親が忙しかったため、いちども誕生日を家族で祝ってくれたことはなく、いってみれば、ふつうの子どもが送る生活がなかったのです。

常に人の目を気にしていた少年

また、ある意味で不運だったのは、教師として働く父と同じ小学校で過ごすという変わった環境だったことです。すると、子どもはどうなっていくか。

いろいろな人の目があるため、常に人の目を気にして生きるようになるのです。

この環境は、子どものわたしにとってストレスになりました。ちょっとした行動をとるときでも常にまわりの目を意識し、大人の反応を気にし過ぎるような子どもになっていったのです。いまでもあの独特な環境が、わたしの性格や人間を小さくしてしまったのかもしれないと感じることがあります。

また、両親は教育に対してはとても厳しかった。優等生であることを求めるようなレベルではなく、とにかく「どんなことでもいちばんであるべき」いう教育方針だったのです。

たとえば小学生だと、書道や硬筆をはじめ様々な大会やコンテストがありますが、そこでは特選以外は賞として認めてもらえませんでした。金賞などを取ってしまった日には、それだけで機嫌が悪くなってしまう……。しかも、それは地区などではなく県のレベルです。

つまり、県大会において特選レベルを取るのがあたりまえとされたので、そのための書道の練習も半端なものではありませんでした。怒られて、泣きながら書いていた日があったこともよく覚えています。

陸上や水泳でいちばんを求められ、もちろん、勉強についてはいわずもがなで、結果を求められました。通信簿はオール5を取るのはあたりまえ。テストでちょっと悪い点数を取ってしまうと、厳しく怒られました。

もちろん、親としてはわたしの将来を考えたうえで、あえて結果を求める教育方針を立てていたのでしょう。ふたりとも昭和の初期に大変な努力をして教師となり、また仕事をとおして様々な家庭環境の子どもたちを見てきたわけですから、自分の子どもには「勉強はとくに結果を求めよう」と考えても不思議ではありません。

当然、わたしもできる限りの努力はしました。ただ、そんな環境でいくら勉強をしていても、ある意味では強制されてやっているわけなので、自分なりに「勉強した」

という実感や達成感にはなかなかつながりません。いわば、自分のためではなく、親のために勉強をしているようなものですから、それは至極当然のことでした。

いまの時代は教育熱心な親が増えているといわれるので、わたしのような子はたくさんいるのだと思います。

少し前も休日の喫茶店で、親がふたりがかりで子どものテストの点数の低さを大声で責め続けているのを目にしました。人の教育方針に口を出すつもりはありませんが、単純に医師として子どもの心と体に与える影響を考えると、あまりいい方法ではないように見えます。

最近では、**教育熱心な親が子どもに過度な期待を背負わせて、子どもがその期待に応えられなかったときに激しく叱咤《しった》するような、「教育虐待」も話題に**なっています。

わたしの場合は、ひとりっ子でもともとおとなしい性格だったので、両親も心配になって、しっかりと独り立ちしていけるように子どもを育てたかったのだと思います。いまのように、ふたりにひとりが大学に行くような時代でもありませんでした。

そうしてわたしは、思春期になっても非行に走ることはなく、むしろ「つらいことをいかにがまんするか」を徹底的に考えるという方向に進んでいった気がします。自分の親も生まれ育った環境も、自分で変えることはできません。ならば、とにかくがまんして耐え抜こう。そして、そのがまんをいかにつらくないものにするか。そんなことばかりを考えて毎日を過ごしていました。

野球部でしごきにあった中学時代

中学は家の近くの公立校に通いました。「中学に行けば少しは学生生活も楽しくなるのではないか……」と淡い期待を抱いていたのですが、その中学は当時はもの凄《すご》く荒れていた学校でした。

わたしは野球部に入って毎日練習ばかりしていたので、その煽りは受けなかったほうかもしれません。ただ、野球部が県で一、二を争う強豪校だったため、練習では地獄のような特訓を受けました。とくに、わたしは運動が得意だったので、1年生のときからレギュラーになることができました。すると、嫉妬に駆られた上級生の格好の標的にされるわけです。いじめなどは日常あたりまえのようにあり、想像を絶するほどつらい期間が長く続きました。

練習自体もとにかく厳しく、中学なのに休みが正月の三が日しかないという状態でした。毎日朝も昼も夕方も練習があって、ふつうの高校よりもきついくらいで、少なくとも勉強に打ち込める環境ではありません。そのため、勉強はこれまでの蓄積と記憶力を活かしてなんとか乗り切ったような状態でした。中学でもまたもや、ふつうの生活は送れなかったのです。しかしながら、ここでの〝耐える〟という人間形成に役**立つ経験をさせてもらい、なおかつ野球でスポーツの原点を知れたことには、とても感謝しています。**


高校は、進学校である埼玉県立浦和《うらわ》高等学校に入学しました。わたしが通っていた中学からは数年ぶりの進学者だったので、いってみれば地元の英雄みたいな扱いでしたが、入学してみると、まわりにはわたしなんかよりも頭がいい同級生がたくさんいるではありませんか。

「世の中には本当に頭がいい人間がいるんだな……」と驚くばかりでした。

ある同級生は、塾も行かないし、そもそも参考書すらあまり持っていないのに現役で東京大学の理科一類へ進学したほどです。

「そもそも頭の構造がちがうのだろう」

そのように感じて、妙に納得してしまった記憶があります。

母の死に抱いた大きな違和感

ただ、県内有数の進学校に入学し、落ち着いて勉強できる環境を得られたことで、ようやくまともな人生になってきたかなと感じていた矢先、高校3年生の夏に母親が突然すい臓がんを患います。そして、発見から2カ月後のその年の10月にあっさり亡くなってしまったのです。


ひとりの人間が死ぬ――そのあまりの早さに驚きました。このあたりから、また人生の歯車がいろいろと狂っていった気がします。

母親の死に突然対峙《たいじ》し、わたしは大きな違和感を覚えました。

それまでは、たとえ死というものに出会っても、自分の人生における現実的な体験としては受け止めていませんでした。どこか別の世界の出来事か、少なくとも自分とは関係がない遠い出来事のように感じていたのです。

わたしがはじめて死を意識したのは、小学2年生のときに同級生の女の子が白血《はっけつ》病《びょう》で亡くなったときでした。彼女は転校生で、とにかくハーモニカが上手な子だった。その子が闘病生活の果てに白血病で亡くなってしまい、みんなで葬式に行ったときにはじめて死というものに恐怖を感じたのです。

また、もうひとり、小学4年生のときに、一緒に野球などをしていた友だちが破傷《はしょう》風《ふう》で亡くなったこともありました。近所にあった川の水面に発泡スチロールを置いて、その上を渡るような遊びをしていて川に落ちて感染してしまったのです。

当時はまだ、遊びの延長で死ぬことがいまより多かったと思います。

それでも、自分のごく身近な人間が死んでしまうということは体験したことがなく、母が突然いなくなったという事実をうまく飲み込むことができませんでした。

悲しさが込み上げることもなく、「こういうことって起きるんだな」と思ったあのときの不思議な感覚。まだ高校生だったわたしには、すべてが理解できなかったのかもしれません。

これまであたりまえのようにいた人が、突然自分の前から消えて、いなくなってしまう——。自分の母親の死に対して、涙のひと粒も出てこなかった。「悲しい」という感情がそもそも出てこないような、とても不思議な体験だったのです。

ある意味では、そのときわたしは生きる目的を見失ったのかもしれません。

なぜなら、それまでのわたしは常に親をよろこばせるためにがんばっていた人生だったからです。自分のためにテストで１００点を取ったり、様々な大会でいちばんを取ったりしていたわけではありません。それは、ただわたしに課せられたタスクに過ぎませんでした。そんな要求に応えていくのは、子どもにはとても重荷だったのです。

でも、わたしに厳しかった母という存在がこの世から突然いなくなってしまった。

「いったいなんのために勉強をしていたのだろうか」

答えの出ない問いに対して、わたしは抜け殻のようになり、生きることについて悩みを抱えていくのです。

ニートのような生活を送った空白の2年間

母親が亡くなってから、人生のいろいろなことが変わっていきました。当時を振り返ってみると、家のなかだけでなく世の中の見え方まで変わっていくようで、そのすべてが現実ではない空間になったように思います。

そして、**わたしは勉強することをやめた**のです。

母親が死んでから2年間、わたしはまったく勉強をしませんでした。

それまでは、勉強でも野球でもいつもいちばんで、浦和高校に進学したことで近所でも有名な存在だった。そんなわたしが、高校を卒業して大学受験すらせず、それこそ浪人するどころか、いまでいうニートのような生活を送ることになってしまうのです。まわりの人は、見事なまでに手のひらを返すように態度を変えていきました。

「あの子はもうダメだ……」

そんな雰囲気をことあるごとに感じ、若者なりに、世の中での浮き沈みみたいなものをすべて見た気がします。

そんな生活を送っていた20歳のころ、北海道大学に進学した、高校ではラグビー部にいた同級生に誘われて、北海道へ遊びに行くことになりました。

「どうせなにもすることなんてないしな」

その程度の気持ちで遊びに行ったのですが、その友人の下宿先で3カ月も滞在することになり、結果としてこの生活はひとつの転機となります。

あのときの北海道の景色は、とても深い印象をわたしに残しました。

高校を卒業してからニートのような生活を送っていたそれまでの2年間では、なんとなく「もう死んだほうが楽かな」と思うこともありました。しかし、冬の支笏湖《しこつこ》の、それまで見たことがないような美しく荘厳《そうごん》で幻想的な景色に、「自然って凄いな！」と、心を動かされたのです。

その時点では、大学に行くことはあきらめていたし、まったく勉強をしていなかったので先の展望は完全にゼロの状態です。当時は2浪をして大学に行ったとしても、残された道は狭いものでした。

「こんな自分でも、医学部だったら将来役に立てるかもしれない」

突然そのように思い立って、医学部に行くことを決心するのです。

蓋を開けるまで人生はわからない

母の死が、人の命に直接関わることを学ぶ医学部という進路選択に影響を及ぼしたことはなかったと思います。そんなまっすぐな気持ちを持っていれば、母が亡くなった時点で医師になることを決心していたはずですから。

そして、生きることに深く悩むことなくもっと素直に浪人生活を送っていたら、きっといまのわたしの人生もなかったのでしょう。

いま勤務している順天堂《じゅんてんどう》大学医学部には、わたしと同じように若いころに苦労したり、挫折したりした先生もたくさんいます。NHKの『プロフェッショナル 仕事の流儀』に出演したこともある小児外科医の山髙篤行《やまたかあつゆき》教授は、麻布《あざぶ》高等学校に進学したものの勉強をまったくせずに2浪しています。また、心臓外科医の天野篤《あまのあつし》教授は、3浪するなど苦労したにも拘《かか》わらず、天皇陛下（現・上皇陛下）の執刀医《しっとうい》にまでなりました。

そしてわたしは、彼らが順風満帆《じゅんぷうまんぱん》な人生を送っていたら、おそらくいまのような存在にはなっていなかったのではないかと感じるのです。

人生は本当に最後までわからない。

いまダメなほうへ進んでいると感じていても、どこかになにかの機会が用意されていて、蓋《ふた》を開けるまで人生はわからないものだと思うのです。

多くの本のなかでわたしが伝えたいのは、結局はこのひとつのことじゃないかな、と思うときもあります。

心の強い人間なんていない

ニート生活から立ち直り大学受験をしたわたしは、順天堂大学医学部に合格。そして、ラグビー部に入部するのですが、これがまた大変厳しいクラブでした。ただ、そのラグビー部には優秀な先輩たちがたくさんいて、それこそ現在の順天堂大学の学長もラグビー部の出身です。当時は、「部活をやめたらこの世界（医療の）で生きていけない」というような圧を感じたほどです。

いまでもOBたちは様々な大学で教授として活躍していて、先の山髙先生もラグビー部の出身。同級生の相川《あいかわ》眞範《まさのり》先生は、ハーバード大学の循環器系の教授になっていますが、その彼は「ラグビー部の体験があったから、海外でどんな差別を受けても生き残ることができた。ラグビー部以上のつらさはなかった」といっていました。

わたしも、もういちどラグビー部に入って同じ人生をやるかといわれたら、「もう絶対やりません」と答えることでしょう。それくらいに厳しい部でした。

また、わたしは卒業間際の試合で脛骨《けいこつ》と腓骨《ひこつ》を複雑骨折しICUに入院、完治まで3年もかかる大ケガをしたのですが、最初は「一生歩けないかもしれない」と宣告されたほどでした。その部位は、いまでも痛みが出ます。

さて、ここまでわたしが生きてきた過程をお読みいただいた方のなかには、「もしかして、心を穏やかにして生きるには、心が強くないとダメなんじゃないか？」と思う人がいるかもしれません。

でもわたしは、「そうは思わないでほしい」と強く願っています。

なぜなら、**この世に心の強い人間なんていない**からです。
もし**本当に心が強い人間がいたとしても、それは必死に強いふりをしているだけ**でしょう。だからこそ、「自分は心が弱い」などと思わないほうがいいのです。繰り返しになりますが、心の強い人なんてそもそもいないのです。

わたしは、子どものころから厳しい環境のなかで過ごしながら、「どうすれば自分をしっかり守ることができるのだろう」「どうすれば気持ちが折れることなく生きていけるのだろう」と、ずっと考えてきました。

そして、とにかくその場その場で、「この線を超えたらやめよう、逃げよう」という自分の「がまんの閾値《いきち》」をどこまで上げていくかがポイントになる、ということに気づくことができたのです。

もともと人の心は弱いものだとはっきりと認識したうえで、その閾値を自分なりにどこまでコントロールできるか――。それによって、すべてが変わってきます。

要するに、**自分の心と体を他者ではなく自分の支配下に置く**ということです。

よく、いじめなどで心を潰《つぶ》されてしまうことがありますが、それはとても理不尽でかわいそうなことです。

ただ、そんな状況に陥ったときこそ、「自分のがまんの閾値は自分でコントロールできる」という意識さえしっかり持っていれば、潰される前になんとか逃げる、学校を変える、会社を辞めるなど、対処できる心の余裕を得る可能性が生まれるのではないでしょうか。

「折れない心」を自律神経から探る

わたしが人生でもっとも勉強したのは、医師になってからです。もちろん大学でもそれなりに勉強はしていますが、ラグビー部の記憶が強過ぎてあまり勉強した記憶がないほどなのです。

なぜわたしは医師になってから熱心に勉強したのでしょうか。

それは医師になってはじめて、「勉強って楽しいものだな」と実感できたからです。すでに書いてきたように、わたしの人生を振り返ると、節目、節目で困難が生じるものでした。先のラグビー部での大怪我も、中学からずっと運動を続けてきて、その集大成として出場するつもりだった大学6年生の最後の試合直前に起こりました。

いつも、なにかをつかもうとすると、目の前でパッと消えて、つかみそこねてしまう。そんな、節目でピリオドを打てないままの人生でした。最初は、「これで人並みの人生になるかもしれない」と期待するものの、その思いはいつのまにか裏切られている。いわば、「やり残したこと」だらけの人生だったのです。

また、生まれ持った能力を勇気づけて引き出してくれるような人も、環境もなかったように思えます。そして、いつのころからか、わたしは恵まれた環境や人生というものに対して、ほとんど期待を抱かないようになっていました。

「これが自分の人生なのだ」

醒めていたわけでもなく、ただ現実としてそう思うようになったのです。

だからこそ医師になって、自分の人生の問題にもっとも直結した「心」というテーマを、自律神経のメカニズムをもとに科学的に解明し、実際の治療として施《ほどこ》していく外科の仕事に夢中になることができたのでしょう。

どんなことがあっても、バランスのいい「折れない心」をつくるにはどうすればいいのか。そんな子どものころから考えてきた疑問を解明し、自分自身に対して答えを与えるべく、自律神経のメカニズムについて研究しはじめたのでした。

ピリオドを打って新たな人生に進む

心を穏やかにするのは、人生においてとても重要なテーマです。

なぜなら、**「心穏やか」でなかったことで失敗に結びついたとすれば、それ以前にやったことはほとんど無駄な時間となってしまう**からです。

もちろん、失敗から学べることはたくさんあるでしょう。しかし一方で、厳然《げんぜん》として残るのは「人生は有限」だという残酷な事実です。なにかトラブルが起きたり、強いストレスがかかったりしたとき、そのたびに心を乱して自暴自棄《じぼうじき》になっていると、のちに取り返しがつかないことにもつながりかねません。

それは、やはり避けたほうがいい状態なのです。

そんなときに必要になるのは、早め早めの「解消」をしていくことです。さもないと、どんどん悪循環に陥って泥沼にはまってしまいます。これは、損失を出しはじめた株やギャンブルと同じかもしれません。

どこで抜け出すのか、どの時点で損切りをするのか——。ある時点で、自分で見切りをつけることが必要なのです。そして、「起きたことはもう仕方がない」「これもまた人生なのだ」とピリオドを打ったうえで、新たな人生へと進まなければなりません。

わたしの後輩に、ラグビーでの大怪我によって脊髄《せきずい》を損傷し、首から下がすべて麻痺してしまった雪下岳彦《ゆきしたたけひこ》先生がいます。彼を見ていると「あの怪我は大変だったな」などとは軽く口にできないくらいの、それはもう大変な状態です。

彼はもともと、将来を期待されて入学してきた秀才でした。実家は病院を経営していて、性格もよくみんなから慕われていました。それなのに、卒業間近のラグビーの最後の試合で大怪我をしてしまい、一瞬にして天国から地獄へと突き落とされたのです。地獄と書いたのは、わたしは当時、嘘偽《うそいつわ》りなく「彼の人生は地獄のようだ」と感じてしまったからです。

「なぜ、あのような将来間違いなく多くの人を救うはずの人間が、このような目に遭わなければならないのか……。神様は本当にいるのだろうか……」

その厳しい現実を、当時のわたしにはまだ理解する力がありませんでした。

大切なのはストレスから早めに抜け出すこと

死というものは、一瞬で人間に近づいてきます。つい先ほどまで元気だったのに、一瞬でICUに運ばれ、生死の境をさまようことになるのです。

しかし、雪下先生はそんな過酷な運命に負ける人間ではありませんでした。全身が動かないにも拘わらずその後も勉強を続け、医師になったのです。現在は、プロスポーツチームのメディカルサポートをしながら、順天堂大学医学部の講師やスポーツ庁参与として活躍しています。

彼のような人間が元気に生きている姿を見れば、我々になにが起きても、まだ彼よりは楽なのだろうと考えられます。

彼の存在は、わたしに大きな影響を与えました。

どんなに絶望的なことが起こったとしても、**人生が悪い運命へと走りはじめたときに、「どこでどのように抜け出すか」がポイント**になるということを、彼は教えてくれたのです。まずは、そこからどうにか抜け出すことがなにより大切。そうすれば、苦しみの記憶は生涯消えなくても、いつしか必ず新しい人生へと歩を進めるきっかけをつかむことができます。

そして、苦悩を経て穏やかになった心が、その準備をしてくれるのです。

ところが、多くの人がストレスのかかる状況から抜け出せないまま、起きたことや苦い記憶にとらわれ、そのまま引きずって生きています。そうすると、本当は先に待っているはずの新しい希望に満ちた人生には行き着くことができません。そして、せっかくの大変な経験も活かすことができずに、人生の大事な時間を無駄にしてしまうのです。わたしが希望も持てず無気力になり、ニートのように生きていたあの2年間のように——。

人間というものは、子どものころも大人になってからも、そんなに大きくは変わらないものなのかもしれません。わたしは、もっと楽で穏やかな人生を送りたかったけれど、そんな人生は与えられませんでした。

ただ、そのおかげで苦しんでがまんして生きているうちに、そんな人生でも「心穏やか」に生きることができると気づけたのです。

そして、その鍵を握っているものこそが、自分の体と心を司《つかさど》る「自律神経」のシステムだとわたしは考えているのです。

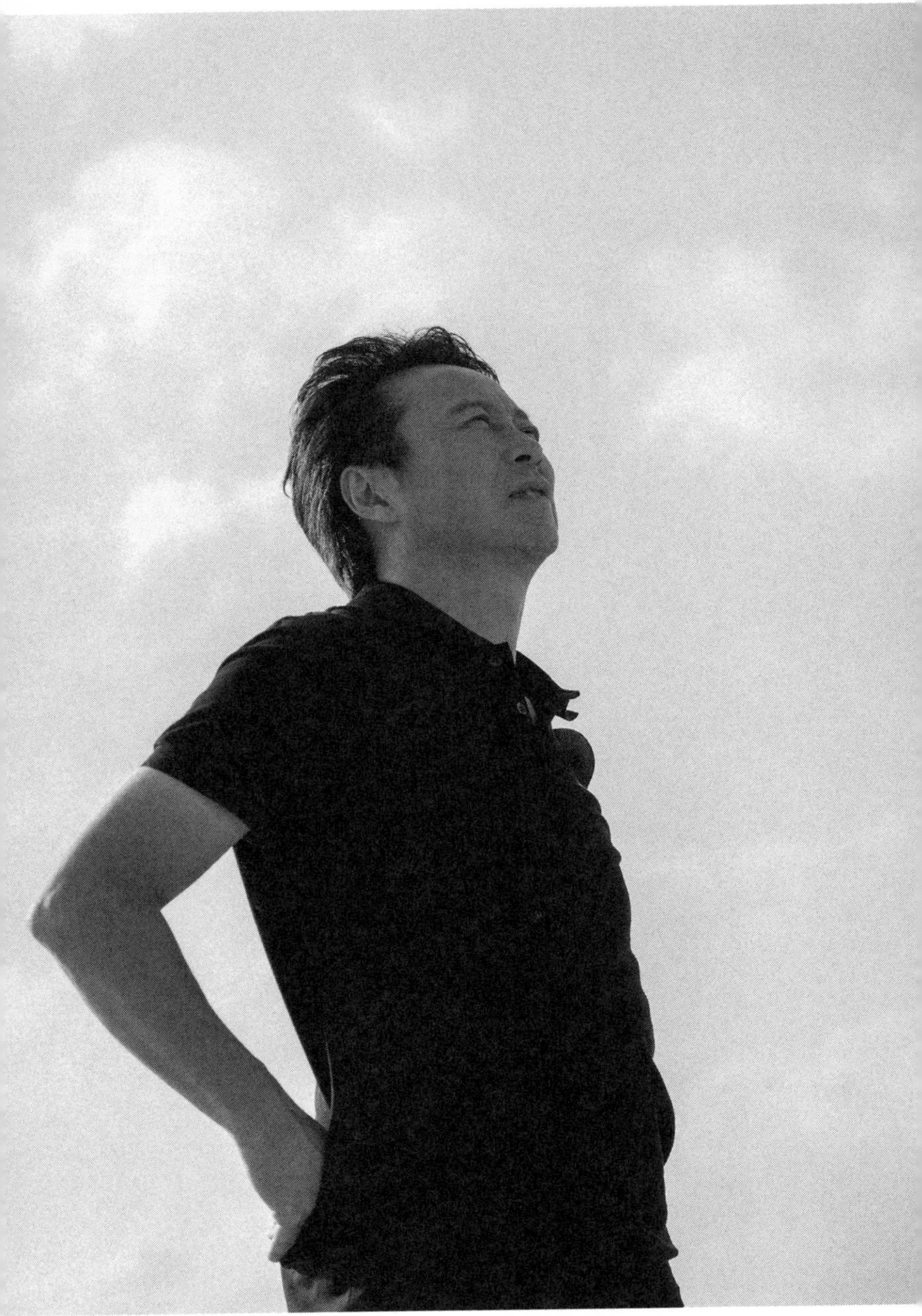

多くの人が
ストレスのかかる状況から抜け出せないまま、
起きたことや苦い記憶にとらわれ、
そのまま引きずって生きています。
そうすると、本当は先に待っているはずの
新しい希望に満ちた人生には
行き着くことができません

「体技心」で心を穏やかにする

「心穏やか」に生きられたら、健康になるのはもちろんのこと、対人関係でも苦労は格段に減っていきます。そして、そんな状態をつくり上げるための根本となる考え方を、わたしは「心技体」ではなく、こう表しています。

「体技心」

まず、「体」が先にくるのは、**体調をよくすることが、心を含めたすべての健康の源になる**という理由です。たとえば、腸内環境がよくなれば、体のなかのホルモンバランスや体内リズム、体温調整や血流にいたるまでのすべてがよくなっていきます。

そんな**「体」を維持するベースは、最適な自律神経のバランスと、良好な腸内環境にかかっている**といっても過言ではありません。このふたつの大きな柱で、体を支えていくということになります。

ところが、人間はそういつも体調がいいわけではないし、心にもストレスがかかってくるため、「体」の働きを補う必要があります。

そこで要されるのが、「技」です。

体調が悪いときに、どのようにして立て直せばいいのか。あるいは、体調が悪くならないように、どのような習慣を持てばいいのか。それらはすべて技術の問題であり、どんな人にも実行できる簡単な方法で、体調を整えることは可能です。この「技」の部分はのちに詳しく紹介しましょう。

いずれにせよ、**「体」に「技」がついてくれれば、「心」は自然と整っていく**と考えていいと思います。

ただし、ここで気をつけたいのは、いまの世の中はむかしに比べて心が乱れやすいようになっていることです。インターネットによる情報過多、企業の倒産やリストラによるストレス、不透明な将来への不安……。一寸先は闇という現状があります。

すると、「体」よりも先に「心」のほうがやられてしまうかもしれません。むしろ、「体は元気なのに会社に行くことができなくて……」といった、心を先にやられる人が増えています。そこがとても難しいところです。

心をやられてしまうのは、環境が原因の場合もありますが、そのほとんどは対人関係に由来しているとわたしは見ています。対人関係が思いどおりにいかなくてイライラしたり、必要以上に気が沈んだりしてしまうのです。

現代人は心をやられたときに、どう瞬時にリカバリーしていくかを考える必要があるでしょう。つまり、**「対人関係を整える技術」も必要**になるのです。

これについては、対人関係における「倫理」の問題が鍵を握っているとわたしは考えていますが、こちらものちに詳しく触れていきます。

ただし、繰り返しになりますが、心を穏やかにするためには、まず体調をよくすること。そうすれば、乱れた心を整えていくことができます。

【行動編】では、「体」の側面からアプローチする方法から紹介していきます。

齋藤孝

「取り戻すべき精神」

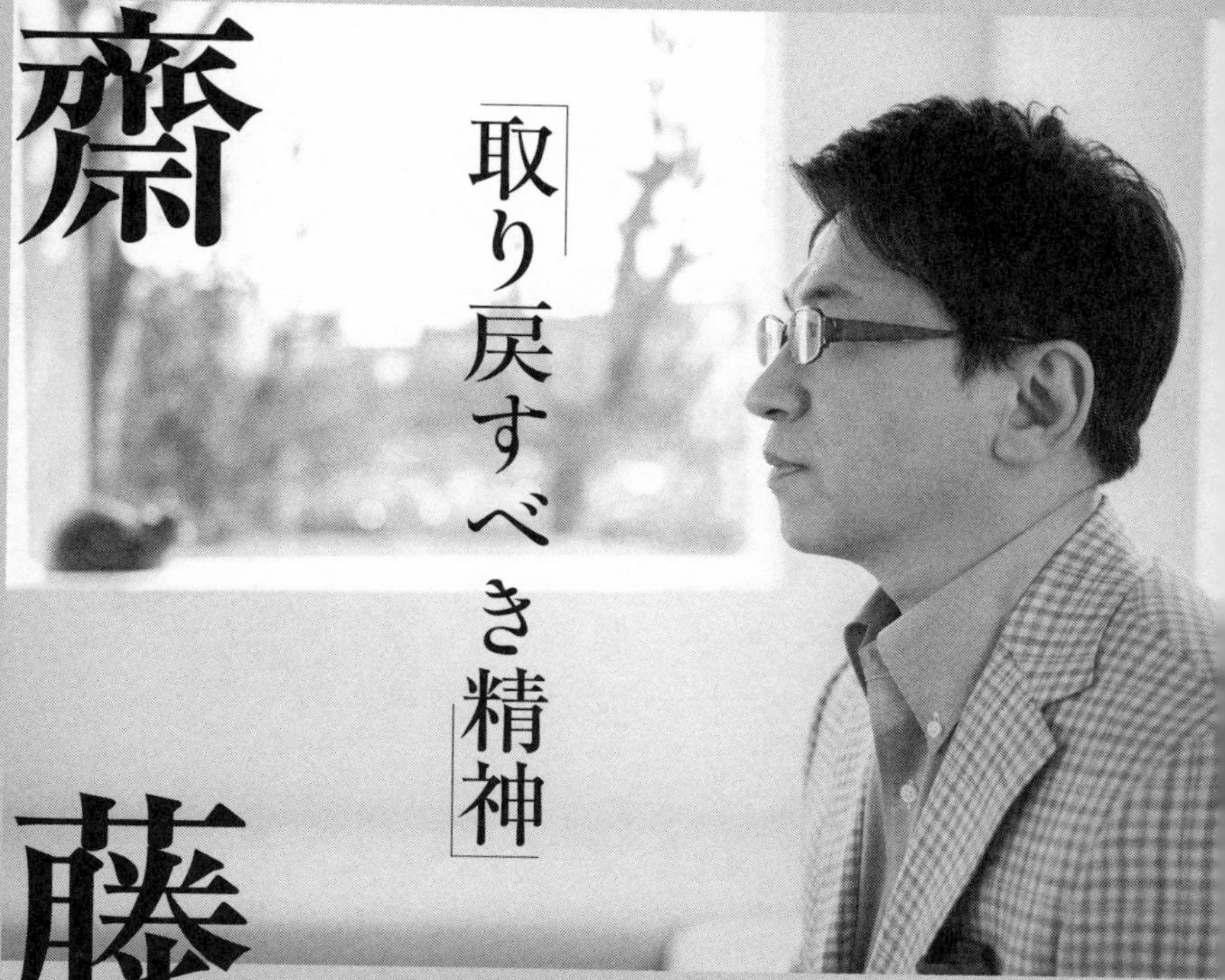

【思索編】

欲望やエゴに向き合えばこそ、
心は穏やかになる。
日本人が培ってきた
精神文化・身体文化に立ち戻り、
いまこそ、再び「心穏やか」な
生き方を取り戻すとき

小学生のときに「国を背負う」と決める

わたしは3人兄弟の末っ子として生まれ、みなから可愛がられて育ちました。両親は優しかったし、子どものころにあまり叱《しか》られた記憶もありません。

家のなかは明るい雰囲気で、いつもテレビがついていて、家族がずっと話しているような家でした。食事が夕方6時ごろにはじまると、なぜか夜の12時くらいまで食卓には誰かがいてなにかを食べている。食べ終わってもすべてを片づけるということがなく、食べてはテレビを観て、テレビが終わったらまた食べる。そんな雑然とした空間でした。

おそらくそれは、家が商売をしていたことも関係していたのでしょう。小さいころからわたしには会社に勤めてサラリーマンになるというイメージがなく、「なにか人とはちがうことをして生きるのだ」と、思っていました。

わたしは、母に「スサノオノミコト」というあだ名をつけられたくらい、生まれつき気性が激しい子どもでした。いつも走り回っていて、体は小さいのにもの凄くエネルギーがある。そのためか、エネルギーを使い果たすとはたと椅子に座ったまま動けなくなり、幼稚園ではそのまま寝かされたこともあります。**エネルギーが尽きるまで遊びたいという気持ちが強かった**のです。

また、自分のなかに「全能感」のような感覚が強くありました。子どもは、だいたい「自分はできる」という感覚を理由もなく持っているものですが、それが後々までかなり長く続いたということです。

さらに、上から命令されたくないという気持ちも強く、小学生のときにナポレオンの伝記を読んで尊敬していたこともあって、「ナポレオンのようになるんだ!」と本気で思っていました。時代的にも、子どもはまだあまり勉強しなくてもいい雰囲気があったし、毎日読書したり、暗くなるまで河川敷で遊んだりして楽しい日々でした。

小学生のときの思い出としていまもよく覚えているのは、修学旅行で国会議事堂を見学したときのこと。みんなで赤絨毯の上を歩くわけですが、そのとき担任の先生がこういったのです。

「齋藤くんは、もういちどここにくるんだよね」

それ以来、残念ながら同じ赤絨毯は踏んでいないわけですが……まわりに励まされることもあって、そのころからなんとなく自分に期待するものがあった気がします。

しかも、社会科の授業では、「日本は加工貿易の国で、資源がないから工夫するしかない」と習うではありませんか。この「日本にはなにもない」と知ったとき、わたしは「これは大変だ！　この国を自分が背負わなければ！」と真剣に思いました。

性格的にもクラスでリーダーシップを発揮するのが好きで、先生が休んだ日は、代わりに学級委員のわたしが教卓の上に乗って「おはようございます！」と挨拶する。そして、飛び降りたときに教壇にスネがぶつかって、「あれ、痛くないぞ？」と思って見たら、7センチくらい傷が開いていて骨まで見えている。そんなこともありました。お医者さんは、「打撲カマイタチ」と診断しました。

まるで『坊っちゃん』の冒頭に出てくるようなエピソードですが、そんなエネルギーの塊のような子どもだったのです。

ちなみに、その傷はいまだにしっかりと残っています。

過剰なエネルギーを制御できない日々

勉強はそこそこできたことから、中学は静岡大学附属静岡中学校を受験して通いました。基本的に体を動かすことが好きだったので、中学2年生までは部活動のテニスだけでなく、朝も6時半には市営のテニスコートに出かけ、1時間半ほどひたすら打ち込んでから学校へ行くという毎日。

ただ、その学校は、大学の附属中学なのになぜか高校がなく、どこか別の高校を受験しなければなりませんでした。そこで、3年生になって部活をやめて勉強しようとしたところ、急にメンタルの調子が悪くなってしまったのです。

要は、体内に溜まった過剰なエネルギーをうまく発散できなくなったのです。

「なぜこんな受験というつまらないものがあるんだろう?」

その後の人生でも、わたしは**受験のたびに具合が悪くなったので、受験や教育という観点から、社会や人間の幸せのあり方を考えるようになった面がある**と思います。

自分をなんとか納得させて勉強し高校には無事受かったものの、次は大学受験が控えています。わたしは受験のたびに気が滅入っていました。気性が激しいタイプなので、自分のなかのある種の「攻撃性」のようなものを、スポーツや遊びで発散せずにはいられなかったのです。

そんな攻撃性が、他人や社会に対する苛烈《かれつ》な批判に変わっていくのに時間はかかりませんでした。

進学校であったにも拘わらず、「勉強する人間は部活に真剣に取り組んでいない！」「勉強ばかりしてなにごとだ！」と、次第に偏屈な考え方になっていきました。

また、運動が得意だったために、部活動でテニスの試合に負けた人に対して、「気合が足りないからその程度なんだ」という感じでまくし立てることもありました。ふだんの練習のときにも、工夫しない人が信じられなくて、「こんな練習をやっても意味がない」と、すぐに先輩とやり合ってしまう。戦う気質が溢《あふ》れ過ぎていて、自分でもうまくコントロールできない状態になっていたのです。

ところが、勉強は机の前に座らなければできません。これが本当につらかった。当時のわたしは寝転がりながらしか勉強ができなかったので、もう「見て覚える」しかないと開き直っていたほどでした。

真剣になるほど人間関係がうまくいかない

そもそも、受験勉強は本質的な学力には直結しないと考えていたわたしが、なぜ浪人してまで東京大学の法学部を目指したのか。「世の中でもっとも価値のある仕事がしたい。それはなにか?」。そう自問して得た答えは、「最高裁の判事」。「そのためには、東大法学部に行かなくては」と考えたのです。それともうひとつ。それは、「こんなくだらない受験」で、自分の将来が左右されてしまうことに到底納得できなかったからです。

納得できない戦いで敗れてあとで不利益を被《かぶ》**るくらいなら、納得できない戦いであっても勝利しなければならない**。自分の実力以外の部分で人から差別されたくはないから、誰にも低く見られないポジションを獲得しなければならない。それが仮に東大法学部だとしたら、そこに入るために、好きでなくても勉強しなければならない。

そんな自分のなかの過剰なエネルギーや攻撃性を、ちょっとねじ曲げるようにしながら、なんとか受験勉強に取り組んだのでした。

そんな感じだから、大学に入学して授業に出ても、「この程度のことはいまの自分でもいえる」「いますぐ教壇に立ってもこの程度の授業はできる」という考えがあって、生意気にもほどがある学生でした。

法学部だったので、まだ大学教員になろうと考えていたわけではありませんでしたが、当時のわたしは、「いま自分が『教壇に立て』といわれても大丈夫かどうか」で、自分自身をチェックしていました。要するにスポーツと同じで、先生と呼ばれるような人たちを相手に、同じ土俵で戦うことを想定していたわけです。

スポーツは、まず試合に出なければ意味がありません。テニスのバックハンドについてどれだけ語ることができても、試合でバックハンドを高い精度で打てなければなんの意味もないのです。

「技」になっているかどうかがすべてなのです。

同じように勉強でも、試験で力を発揮できなければそれは「技」になっていないということになる。

また、そこに相手がいれば、自分を相手の立場において、戦えるかどうかも重要になります。要は、先生の代わりになって自分もできるのかと考えていたのです。これは、どんなことにでも当事者意識を持って取り組む練習としてよかったのではないかと思っています。

のちにも書きますが、**アウトプットを想定していないインプットは必ず甘くなります**。そうではなく、「次は自分がやるんだ」と思って読んだり聞いたりしなければ、なかなかものごとは身につきません。**いちど聞いたら、それをもういちど繰り返せるように「技」を磨いておくことが大切**なのです。

わたしは、そんなスポーツの感覚で勉強をしていたのでした。

ただし、相手を批判する力がいき過ぎると、今度は人間関係が悪化していきます。わたしは、友だちに対しても「本当のこと」を指摘することがいちばんいいと考えていたので、議論では相手を論理的に追い込んで徹底的に叩きのめしていました。すると、論理力が攻撃の刃に変わることで、友だちが少しずつ減っていったのです。

そうなると、「自分は認められていない」「正当に評価されていない」と感じて、ますますイライラが募っていきます。スポーツなら勝敗がはっきりしているので、負けたら「実力がなかった」と納得することができます。でも、人間関係が絡むと評価の基準がよくわからなくなる。

結果として、わたしはますます偏屈な人間になっていったのでした。

私利私欲を捨て教育者を目指す

法学部に入ったものの、わたしは深い教養も身につけなければと考え、1日1冊、難しそうな本を次から次へと読んで頭の修行をしていました。

わたしには、「なにか人とはちがうことをして生きるのだ」という子どものころからの純粋な思いと、ある種傲慢《ごうまん》ともいえる、「自分が日本という国を背負って立つのだ」という強い信念が同居していたのです。

もちろん、東大を出たからといってそんな人になれるとは限りません。たとえば、日本の資本を食い散らかす、ハゲタカといわれるような企業に就職する東大出身者もたくさんいるわけです。そんな学生を見て当時のわたしは、「国立大学を出てなにごとか！」と憤怒《ふんど》していました。真のエリートは私利私欲を持ってはいけない。国を背負って立つ大事な仕事を担うべきだと考えていたのです。

かくすればかくなるものと知りながらやむにやまれぬ大和魂

幕末志士である吉田松陰《よしだしょういん》は、こんな歌を遺しています。西洋文明を国防に取り入れるために（一説には、ペリー暗殺のため）、黒船に潜んで密航をくわだて失敗したときに詠んだもので、「このようなくわだてをすれば捕縛されることになるとはわかっていたが、やむにやまれぬ気持ちから踏み切った。これがわたしの大和魂なのだ」という意味です。**志士たちがいなければ、明治維新はもちろんのこと、のちの戦後の復興はなかっただろうし、日本は現在のような経済大国にはなっていなかった**でしょう。

これはいまの教育界の大勢でもありますが、戦前の教育はすべて悪かったと全否定する傾向があります。それならば、戦前の教育を受けた人たちが成し遂げた戦後の復興もすべて否定したほうがいいことになってしまう。

もちろん、軍隊が支配する社会がよくないのはそのとおりです。でも、敗戦から立ち上がり、これだけの復興をする気力と体力が、あれほどの焼け野原のなかから生まれたわけです。その人たちはみな、批判される戦前の教育で育った人たちです。

たとえば、1950年〜1970年代の松下幸之助《まつしたこうのすけ》をはじめとした経営者たちは、9割前後の税金を取られていました。そんな税法は現在の日本では考えられません。でも、そんなあり得ない税法に不平不満をいう人はいなかったのです。

なぜでしょうか？　それは、彼らと同世代の若者たちがたくさん戦争で死んだからです。

国のために戦争で死んだ人がたくさんいるのに、自分の税金が高いなどなんの問題にもならない。それよりも世界で通用する企業をつくり、外貨をどんどん稼ぎ、国を立て直さなければなりません。学生時代のわたしの心は、そんな時代の偉人たちの気持ちとシンクロしました。いまこそ日本人はかつての気概を持って、一致団結して戦うべきではないか――。そんなことを、常日頃思っていたのです。

浪人時代から、自分を旧制高校生と重ね合わせ、林尹夫《はやしただお》の『わがいのち月明《げつめい》に燃ゆ』といった学徒出陣の本を読んで、我が身に引き寄せていました。

そこでわたしは考えた末、日本を変えるために独自の教育思想をつくり、日本の教育を実践的に変えるという目標を立てました。そして、東大の大学院教育学研究科に進むことを決意します。

しかしその結果、わたしは約10年間無給の学生生活を送ることになります。

友人たちは東大を卒業して官庁や大企業で働いているのに、わたしだけがいつまでも学生の身分。「まだ人のいうことを聞かなければいけないのか」という大きな違和感を抱きながら研究を続けていたのです。

しかも、「授業料は払うけれど、自分は研究者だから自分がやりたいようにやる」と反抗し続けた結果、ほとんどの論文がとおらない結果になってしまった。本来なら、学生は教授の指導をきちんと受けて、相談しながら研究を進めなければなりません。なのに、わたしはまるで素直になれませんでした。

結局は、人間関係をうまくつくれなかったわけです。

いま振り返ると、研究者になるための学生生活を送る約束で大学院に授業料を払っているわけで、わたしだけが思いちがいをしていたのでした。

人生は「ビビり」との戦い

自分のなかにある溢れんばかりのエネルギーを、より大きな目的や志のために使うにはなにが必要なのでしょうか。

わたしは、そこには「勇気」というものが必要だと考えています。

勇気とは、いろいろなものを獲得していく原動力になります。これがないと、まずなにをやるべきかが見えてこないし、実際の行動力も生まれません。そして、行動しなければ経験を積めないので、次のステップへのビジョンも見えません。

よりわかりやすくいうと、わたしはむかしから「ビビる」ことが最悪だと考えていました。たとえばテニスの試合だと、自分がマッチポイントを取っていて断然有利な状況にあるのに、ビビってしまうことがあります。学生時代に第1シードで出場した試合でのことでした。相手が意外と強くてマッチポイントを取られてしまったとき、そこから急に相手がビビりはじめた気がしたのです。

これは推測になりますが、相手はどこかで「第1シードの選手にこのまま勝てるのだろうか」と弱気になったのではないでしょうか。でも、そのように**一瞬でもビビるとミスが起きてしまう**のです。結果、そこから逆転し、最後にわたしは勝つことができた。

これは勝負事ではよく起こることで、ビビった者からどんどん負けていきます。格闘技などでも、一発ラッキーパンチが入ったのに、そこで躊躇《ちゅうちょ》してしまう選手がいます。そのまま一気に倒せる絶好のチャンスなのに、なぜか相手の様子を見てしまう。

このような、勝つことを怖がってしまうような人間たちの勝負のあやを、スポーツは残酷なまでに見せてくれます。

「ライオンに襲われたウサギが、逃げるときに肉離れを起こしますか？」

かつてサッカー日本代表を率いたイビチャ・オシムは、こういいました。結局のところ、そのウサギのような野生の状態になれば、ビビることなどないわけです。

わたしも、考える時間があると緊張してしまいます。テニスでも同様で、打つまでの時間があるショットほどミスをしてしまうのです。そこで、大学時代にわたしは

「考える時間を自分に与えない」作戦を立てました。要は、サーブを打ったらさっさと前へ出るわけです。そのような「考えずに行動する」プレースタイルを追求すると、体がよく動くようになって、同時にビビらなくもなったのです。

もっといえば、才能の有無や頭の良し悪しすら、わたしには二次的な要素のような気がします。少なくとも、絶対的な要素でないことは間違いないでしょう。大学時代の友人たちを見渡しても、成功している人はどの業界でもビビらない人です。

銀行の頭取や大企業の取締役を務める友人たちの共通点は、一切ビビらないことです。それこそたとえ役職を降ろされたとしても、彼らはそれをまったく気にしません。なぜなら、自分が役目を果たしたことに納得しているからです。

そして、そんな彼らは部下に対して優しく、まわりとうまくやっていく懐の深さも持ち合わせています。突然パニックになることもないし、どんなときも「心穏やか」に保たれているのです。たとえトラブルが起きたときでも、スピーディーに解決策を指示するだけで、部下を怒鳴りつけることなどありません。

わたしはそんな彼らを見るたびに、「人生はビビリとの戦いなのだ」と感じるのです。ニーチェの歴史的名著『ツァラトゥストラはこう言った』は、わたしの大好きな本ですが、そのメッセージをひとことでいえば、「ビビるな！」だとわたしは思っています。

体と心が一体になれば力を発揮できる

では、そのような心の強さを、どのように手に入れればいいのでしょうか。わたしは、この方法を学生時代にさらに探ろうと考えました。

日本には古くから「武道」があることからもわかるように、もともと身体技法を得意とする文化が存在します。こうした世界に冠たる身体技法をすべて身につけ、西洋の学問も読み尽くせば世界をリードする位置に日本を導けるはず。そう考えたわたしは、武道や太極拳やヨガをはじめ、呼吸法、気功法、野口整体、野口体操、オイリュトミーという運動芸術にいたるまで、およそ20種類以上の身体技法を10年以上かけて実践的に研究しました。

これらの研究は「身体論」と呼ばれるもので、端的にいえば、「体と心が一体である」ことを追究する学問です。この「体と心が一体である」実感から、自分にプレッシャーがかかるときでもいかに全力を出せるようにするか。よく「ゾーンに入る」などといわれますが、そんな状態になるためにどのように自分をコンディショニングするか。それがわたしの研究テーマでした。

しかし、そのようにして、世界トップの思想家になることを目標に実践し続けたところ、33歳まで見事に無職が続いたのです。

当時のわたしは、「なぜこんなに世の中のために努力しているのに誰も評価してくれないのか」と、鬱屈《うっくつ》した思いを抱えていました。しかも、子どもがすでにふたりいたので生活でも追い詰められ、他人への苛立ちや攻撃性のようなものが10年以上も体のなかで渦巻いていたのです。

やがて、ひとつの転機が訪れました。

生活上の必要もあって明治大学の公募に応募したところ、幸いにも採用してもらい大学生を前にして教壇に立ったとき、ようやく長いあいだ抱えていた鬱屈が晴れたのです。

学生に、自分の考えを話すことができるということは、それはもう大変な快感でし

た。なぜなら、自分のエネルギーや攻撃性をすべて、ポジティブな方向へと解放することができたからです。

当時は90分の授業でしたが、わたしはその90分に自分のすべてをぶつけるために集中し、まさにゾーンに入るように授業を行ったのです。だから、当時わたしの授業を聴いていた教え子であるＴＢＳの安住《あずみ》紳一郎《しんいちろう》アナウンサーは、わたしが実は激しい気性の人間だと知っています。番組で一緒になったとき、「世間の人は、先生を穏やかな人だと思っていますからね」と笑ってくれました。

人間にはエネルギーを発散する場所が必要

わたしが大学で教えている学生たちは、主に中学や高校の教員になることを目指しています。

あるときわたしは、自分の授業に出る学生のうちひとりが教師になったとして、そのひとりが中学や高校で１学年２５０人程度を教えたら、40年間で１万人を指導することになると思い当たりました。

また、中高ではとくに教科の魅力を知るのはだいたいひとりの先生をきっかけとします。たとえば世界史が好きになるのも嫌いになるのも、物理が好きになるのも嫌いになるのも、そのひとりの先生にかかっていることになります。

大きな視点で見れば、ひとりの生徒の生涯に関わっているのが教員という職業なのです。

先生がよければ生徒は生きる気力も湧くだろうし、その教師が生涯の師になるかもしれない。逆に、先生が悪ければ生徒は不登校になったり、人間や社会が嫌いになったりするかもしれません。

日本がなぜここまでの国になったかというと、学業が優秀な層が教師になって、教育の質の高さを保ってきたからです。「そのくらい重大な仕事をきみたちはするのだ」と、わたしは学生たちに語り続けました。

そしてわたしは、将来1万人を相手にする人間がクラスに50人いると仮定して、「50万人を相手にこの授業をしている」と言い切ってやっていました。

このような体験で得たのは、どんな人でも**やりたいことやエネルギーを「アウトプ**

ットできる場所が必要」だということです。

勉強でもスポーツでも、アウトプットをしなければ好循環は起きません。**インプットありきではなく、アウトプットを見越してインプットすることこそが大切**なのです。そして、そのいい循環をどんどん回すこと。

たとえば本を読んだら、翌日にはその本について家族や友人に話してみるのです。話すことを前提にして、1冊の本を読んでみる。そうするだけで、本の内容を完全に忘れることはほぼ起こりません。話す相手が見つからないときは、せめてペンを持って書き込みながら本を読んでみればいい。

わたしにとって読書とは、まるで自分が著者であるかのように友人と語り合うことであり、また授業とは、自分のなかに溜まったものを発散させる、祝祭《しゅくさい》のような体験の場であったのです。

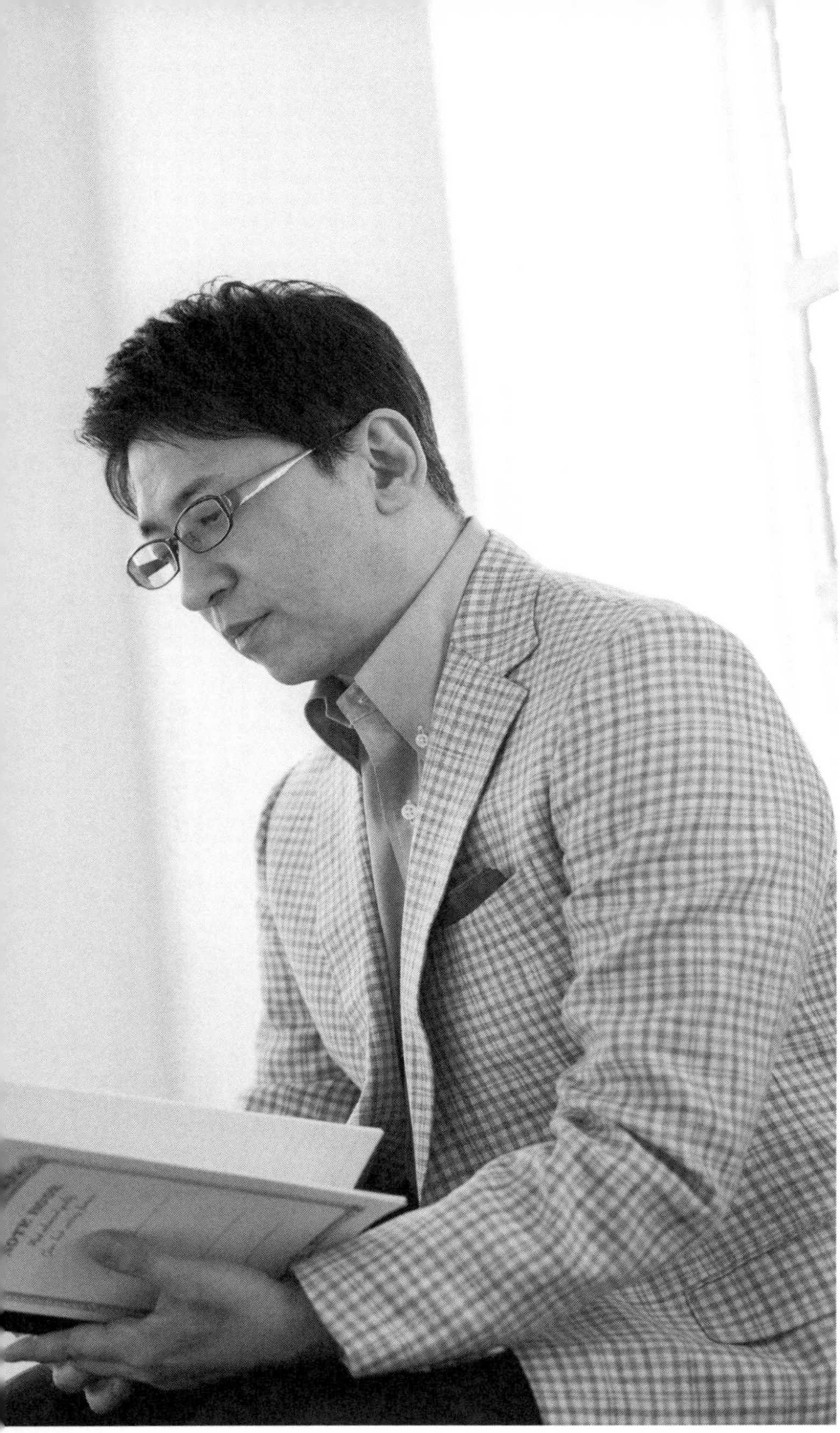

わたしにとって読書とは、
まるで自分が
著者であるかのように
友人と語り合うことであり、
また授業とは、
自分のなかに溜まったものを
発散させる、
祝祭のような
体験の場であったのです

激しい感情があるからこそ心穏やかになれる

これまでの自分とはちがう「新しい自分の基準」を持つことができれば、日常生活はもとより、人生が美しい祝祭的な場に変わることが起こり得ます。

わたしの場合は、教壇に立つことをきっかけに、自分のなかの攻撃性やエネルギーを、もっといいかたちに変えて表現できるようになっていきました。それまでは自信満々なのにも拘わらず、他者を意識し過ぎてミスを怖がり、ビビってもいた自分がどこかにいたはずです。

自分のエネルギーをうまく出せるようになっていくと、ものごとに取り組む集中力がどんどん高まり、結果としてミスが減っていきます。激しい攻撃性や強烈な野心をうまく制御できるようになり、体や頭は活発に動いているにも拘わらず、思考や行動に無駄がなくなっていきます。そうして、人間はある種の静けさや美しさを獲得していくのだとわたしは考えています。

そう、「心穏やか」になっていくのです。

そんなゾーンに入るような経験は、とくに武道やスポーツをやっている人なら、調子がいいときに感じることがあるでしょう。なぜか相手の動きがゆっくり見えたり、打つべきコースに光が射しているように見えたりする。まわりの動きがスローモーションのように見えたり、走る前から勝負が終わっているように感じたりする。

わたしは、子どものころ、当時巨人軍の選手だった王貞治《おうさだはる》さんの打撃をずっと見ていましたが、ある日こんなことがありました。ピッチャーがボールを投げた瞬間、テレビの前で兄と口をそろえて「あ、ホームランだ！」と叫んだのです。

王さんに真ん中のストライクを投げたら、それはホームランだということ。いまの野球界で、ボールが投じられた瞬間にホームランだと確信させる打者がどれほどいるでしょうか。

彼は「プロ」というものに対してとても厳しい人で、こんな言葉を残しています。

「人間だからミスをするというのであれば、プロは人間であってはならない」

また、福岡ダイエーホークス（現・福岡ソフトバンクホークス）で指導していたときも、平成唯一の三冠王である松中信彦《まつなかのぶひこ》選手に「とにかく一発で仕留めなさい」といったそうです。いわば、打ち損じやファウルはダメだということ。絶好球がきたら、絶対に一発で仕留めろという指導です。

打者目線で考えた場合、一発で仕留めずにファウルを打っているから、いつのまにか追い込まれて打者が不利なカウントになるわけです。そうではなく、いい球がきたらシンプルに一発で仕留めればいい。

きっと王さんは、彼独特の表現で「勝負の際は、余計な思考や感情に左右されてはいけない」と伝えたのだと思います。「ダメかもしれない」といったネガティブな感情はもちろんのこと、「絶対にやってやる!」というような気合も必要ないのです。

そうではなく、いま自分が抱えているネガティブな感情や過剰なエネルギーを、新しい基準によってうまく発散していくことが必要だということ。そして、**エネルギーがうまく循環しはじめることで落ち着いた精神状態に近づいていくと、本当の意味で「心の穏やかさ」が獲得できる**のでしょう。

自分のなかの悪魔と正面から対話する

ここまで書いてきたことを、少し難しく感じる人もいるかもしれません。しかし、これはなにも特別な才能に恵まれた人たちに限った話ではないのです。

どんな人でも、「自分のやるべきこと」をしっかりと見据えて、エネルギーを適切かつシンプルにひとつのことに注ぎ込めば、個人差こそあれ自分の体と人生をよりいいかたちに変えていくことは可能です。

心を穏やかにするための、より具体的な方法はのちに紹介していきます。

ここでわたしがお伝えしたいのは、**「心穏やか」というのは、ただ単におとなしい気質ではないということ**です。むしろ大切なのは、激しい怒りや妬み、苛立ちや悲しみといったネガティブな感情のエネルギーとどのように向き合い、どのように自分のために活用していくかということになる。

これは、悟りを開いたあのブッダも同じだとわたしは考えています。

ブッダの生涯を知ると、まるで悪魔と対話しているような印象を受けます。彼は、

「自己内対話」を繰り返します。

自分のなかに悪魔がいるからこそ、自分と対話するのです。

自分のなかの悪魔というのは、「他人をほしいままにしたい」「金や名誉を手に入れたい」「好き放題やりたい」というような、激しい欲望やエゴを指します。人間というのは、そのような悪魔が常に自分のなかにいる。

最初から激しい感情や欲望がなければ、「心穏やか」にする必要などありません。

ブッダは、おそらくもの凄くエネルギーに満ち溢れた人だったのでしょう。悪魔との対話を自己内で延々とできるほどに、悪魔のことを徹底的に理解し、「悪魔の囁《ささや》き」を自分で行い、悪魔のような欲望にもがいてもがいて、やがて悟っていきます。

まさにそれこそ、心を穏やかにしていく行為です。

自分のなかのエネルギーというのは、自分次第でいいようにも悪いようにも変えることができます。ならば、この激しいエネルギーを自分なりにどのように手懐けていけばいいのか。このことが、わたしの子ども時代から一貫して続いていた問題であり、心を穏やかにしていく入り口でもありました。

鍵はまわりの環境でも人間関係でもなく、自分のなかにある「エネルギー管理」の問題だったのです。

読書によって自分の欲望やエゴと戦う

もう少し踏み込んでいきましょう。

自分の欲望などの激しいエネルギーをコントロールするためには、いったいなにが必要になるのでしょうか？

わたしは、それを「倫理観」や「志」や「知性」だと考えています。そうした精神性があることによって、人間は様々な欲望を制御することができるようになると考えています。

わたしが、本を読むことを強くすすめる理由もここにあります。たとえば**偉人の話**

を読むことで、自分の精神性を高めていくことができます。

なぜなら、**言葉というのは精神を受け継ぐもの**だからです。

たとえば、孔子《こうし》は約2500年前にたくさんの言葉を残して亡くなりました。死んでしまえば肉体は消滅しますが、その言葉は弟子たちによって『論語《ろんご》』というかたちで後世に受け継がれ、多くの人の精神性をかたちづくってきました。日本人は『論語』を大変好みます。よく日本人は礼儀正しいといわれますが、そういった部分にも孔子が貢献しているといっていいでしょう。

ひとりの人間の人格が、異なる時代や異なる民族の精神性にまで継承されていく――。こんなことは、ほかの動物では起こり得ません。**言葉による精神性の継承というのは、極めて人間的な営み**なのです。

もっとわかりやすくいうと、わたしは偉人の話を読むと心がどこまでも広がっていく感じがします。歴史上の偉人たちが被った大変な思いを追体験すると、自分のいまの苦しみを相対化することができるのです。インドがイギリスから独立するために立ち上がったガンジーが貫いた「非暴力不服従」の戦いに比べたら、自分の戦いなんて、本当にちっぽけなものに思えてきます。

「自分はなんて小さなことで悩んでいたんだ」

そう純粋に思うことができるのです。

このように、知性や精神性があるとものごとを大きな視野で捉えることができます。でも、それらがなければ、自分の苦しみで心がすぐにいっぱいになってしまうでしょう。

だからこそわたしは心を穏やかに保つためにも、言語と知性を磨くことができる読書が大切だと考えています。ほかの世界の話を読んで視野が広がっていけば、憂鬱《ゆううつ》な気分を少しずつ癒やしていけるにちがいありません。**感情のコントロールというのは、体はもちろんのこと、実は知性でも行える**のです。

そんな本のなかの言葉が時代や国境を越えて受け継がれ、人間の大脳新皮質《だいのうしんひしつ》の前頭《ぜんとう》前野《ぜんや》に「精神の系譜」として蓄積されます。ただし、これはそのまま遺伝はされないため、それぞれが勉強して蓄積しなければなりません。

つまるところ、攻撃性や野性的な欲望というものを制御できるのは、わたしは教育であり、そして読書だと考えるのです。

自分より「大きなもの」のことを考える

すでに述べたように、言葉があるから知性があり、言葉こそが人間らしさを象徴しています。言葉というものに熟達し、先人たちが語り継いだことを心に刻み込んではじめて、人としてまともな判断ができるということです。

たとえ**がんばって勉強したとしても、そこに倫理観がなく精神性も低い場合は、いずれは私利私欲に走ってしまう**でしょう。しかし、この世に生きるみんなで豊かになろうと考えて行動すれば、いまの制度も社会もよりよく変えていけるはずです。

ここ数年、年金についての問題が騒がれており、制度の疲労や欠陥が指摘されています。これらは、一見個人の問題ではないように見えます。しかし、わたしはその根底には、やはりエゴイズムの問題が横たわっているように思えます。

「自分の世代だけ逃げ切れればいい」
「自分さえ老後を幸せに暮らせればいい」

そんなエゴイズムを多くの人が持っていたからこそ歪みが生まれ、また放置され続けた側面もあるはずなのです。

心を穏やかにするためには、エネルギーを解き放つ一方で、エゴイスティックな自分をコントロールすることが必要です。

「成功したい」「もっとお金がほしい」「認められたい」といった激しい欲望を抱いたときに、「でも、もっと大事なことがあるのではないか?」と考えられれば、心がホッとゆるんで、ネガティブな感情やエネルギーをスムーズに流すことができます。

たとえば、**「自分よりもっと大きなもののために」という新しい基準を見出せた人は、自然と「心穏やか」に生きていくことができる**のではないでしょうか。

現代人には自分を捨てる勇気が必要

自分ひとりのことで汲々としている人は、心も穏やかになりづらくなります。たとえば宗教心を身につけた人は、いつでも心を穏やかに保つことできます。なぜなら、自分などというものは、大いなる神の前では無に等しい存在だからです。そんな自分にこだわっていること自体がバカバカしい振る舞いだ、となるわけです。

神の前で祈りを捧げたり、仏を拝《おが》んだりすることで、心が穏やかになります。神や仏に身を投げ出していると、自分が無に等しいものだということを感じて、自分だけの小さいことにこだわらなくなるのかもしれません。そして、常に神に守られている安心感を得て、心がとても落ち着いていくのでしょう。

毎日お寺や神社に行って拝む習慣がある人も、概して心が穏やかです。これも、大いなる神や仏のために自分を投げ出しているからにほかなりません。日本でもっとも流行した宗教は、法然《ほうねん》の浄土宗《じょうどしゅう》と親鸞《しんらん》の浄土真宗《じょうどしんしゅう》です。もちろん両者の区別はありますが、つまるところは「念仏」です。そして、念仏というのは「他力本願」ということです。「南無阿弥陀仏」と唱えて、阿弥陀仏にすべてをおまかせする。

ともかくもあなたまかせの年の暮れ

こんな小林一茶《こばやしいっさ》の句もありますが、この「あなたまかせ」というのが、まさに阿弥《あみ》陀《だ》様まかせということです。

「年の暮れはお金がないけれど、来年はなんとかなるだろう」

そうやって阿弥陀様にお願いをする。こうした**他力を身につけると、心がますます穏やかになっていきます。**

哲学者の西田幾多郎《にしだきたろう》は、娘を亡くした悲しみと向き合ううちに、他力の大切さに気づいたと書いています。自力ですべてなんとかしようとするから、イライラしたり怒りにとらわれたりするのです。自力でどうにもならないなら、「なんまいだ、なんまいだ」といって阿弥陀様におすがりすればいい。そうしているほうが、心がふーっと楽になって、やがて新たな力も湧いてきます。

もちろん、**ピンチのときにはなんらかの行動に出る必要はあります。それでも、心が落ち着いてから行動するほうが絶対にマシな結果が得られるはず**です。絶望してなにもしなかったり、パニックに陥って余計なことをしたりするくらいなら、「南無阿弥陀仏」といったんすべてを預けて、他力まかせになって自分を楽にしてから、次の行動に果敢に踏み出せば心が乱れることはありません。「なんまいだ」と呟いて、いったん自分を空にしてみるのです。

すると、自分の恨みや復讐心や妬みといった感情が、まさに自分自身を疲弊させていることに気づきます。そして、そんな感情から離れたときに、人は楽になっていくわけです。

「あなたまかせ」は、もう自分のことさえもまかせているわけで、他人を恨むといった次元ではありません。ふーっとひと息ついて落ち着いてから、どうするかを考えるということです。

現在の目まぐるしく変化する資本主義社会においては、仕事でノルマを課せられてキリキリし、毎日膨大な情報に接し、それでも愛想よく人間関係を構築し、部下に対しては優しく接し、家庭でも同様に振る舞い、自分の欲望や感情を制御しまともな神経を保たなければなりません。そんなことは、もはや天才的なサーファーが見たこともないような巨大な波を乗りこなすようなものかもしれません。

そんなときに、現代人がまずやるべきことは、いったん自力を捨てること――。

いったん「自分」というものを捨て、他力にまかせる勇気こそが求められているのです。

日本人が捨てた身体文化が心を穏やかにする

よく、「むかしの人は偉かった」などといわれますが、わたしはこのような時代に平常心を保って生きている現代人も偉いと思います。

テクノロジーのおかげで生活は便利で楽になりましたが、一方で情報過多や種々の依存症のような問題もあります。いまの時代ほど脳や精神が過剰に興奮させられる中毒性のあるものが、むかしは人々の身近に存在しませんでした。

つまりそれは、心が穏やかになる要素が多く、穏やかでいられる環境であったということです。

自然に囲まれ、縁側に座ってお茶でも飲みながら世間話をしていれば、心も穏やかになるでしょう。でも、現在は嫌な話題も含めて、スマホなどを通じて大量に入ってくる情報や、あらゆる種類の刺激的な映像が溢れ返っています。それらを小中高生が見たときの、脳に対する衝撃を考えると恐ろしくなります。

そんな「魔の機械」のようなものに、いまの子どもたちは日々つながっています。登下校の安心のためにスマホを持たせるといっても、それによってアクセスできる情報に接するマイナス面も計り知れません。理性が働く大人が活用するには便利でも、まだ脳が柔らかく判断能力が足りない時期は、やはり大人が守ってあげなければならないのです。

そんな不安定な状況において、心を穏やかにしていくのは以前よりはるかに難しくなっています。一部の企業などで「マインドフルネス」を取り入れる研修なども流行していますが、あれは簡単にいうと、いまこの瞬間に集中するという禅《ぜん》の瞑想《めいそう》です。

ではわたしたちは、なぜそれを逆輸入してありがたがっているのでしょうか。禅や悟りや、ヨガや心身のコントロール法を欧米人に習っているわたしたち日本人は、これまでいったいなにをやっていたのでしょう?

これにはいろいろな理由が考えられますが、わたしはやはり、太平洋戦争で敗戦したことが大きかったのだろうと考えています。敗戦のとき日本人は自信を失い、これまで培《つちか》ってきた精神性を否定しました。武道や禅をはじめとする素晴らしい日本的な精神というものを否定してしまったのです。

連合国総司令部（ＧＨＱ）は、それを戦略的に行いました。

武道が「軍国主義や軍事訓練に利用されていた」という名目で、教育においてそれを禁じることにしたのです。

禅や武道は、全体主義的な思想とは本来はまったく無関係だったにも拘わらず、日本人は何百年来培った大切な「赤子」を、すべてたらいの水と一緒に流してしまいました。軍国主義という水だけ流せばよかったのに、日本人の美意識や精神文化までも流してしまったのです。

そして、その精神文化は身体文化でもありました。

武道だけでなく、能や歌舞伎や茶道をはじめとする、多くの伝統文化はいうまでもなく身体文化です。わたしは**いまのような時代だからこそ、日本人はいちど捨ててし**

まった大切な身体文化を取り戻すことで、再び「心穏やか」に生きることが大切なのだと考えています。

【行動編】では、身体的アプローチをベースにして、より具体的な方法を紹介していきます。

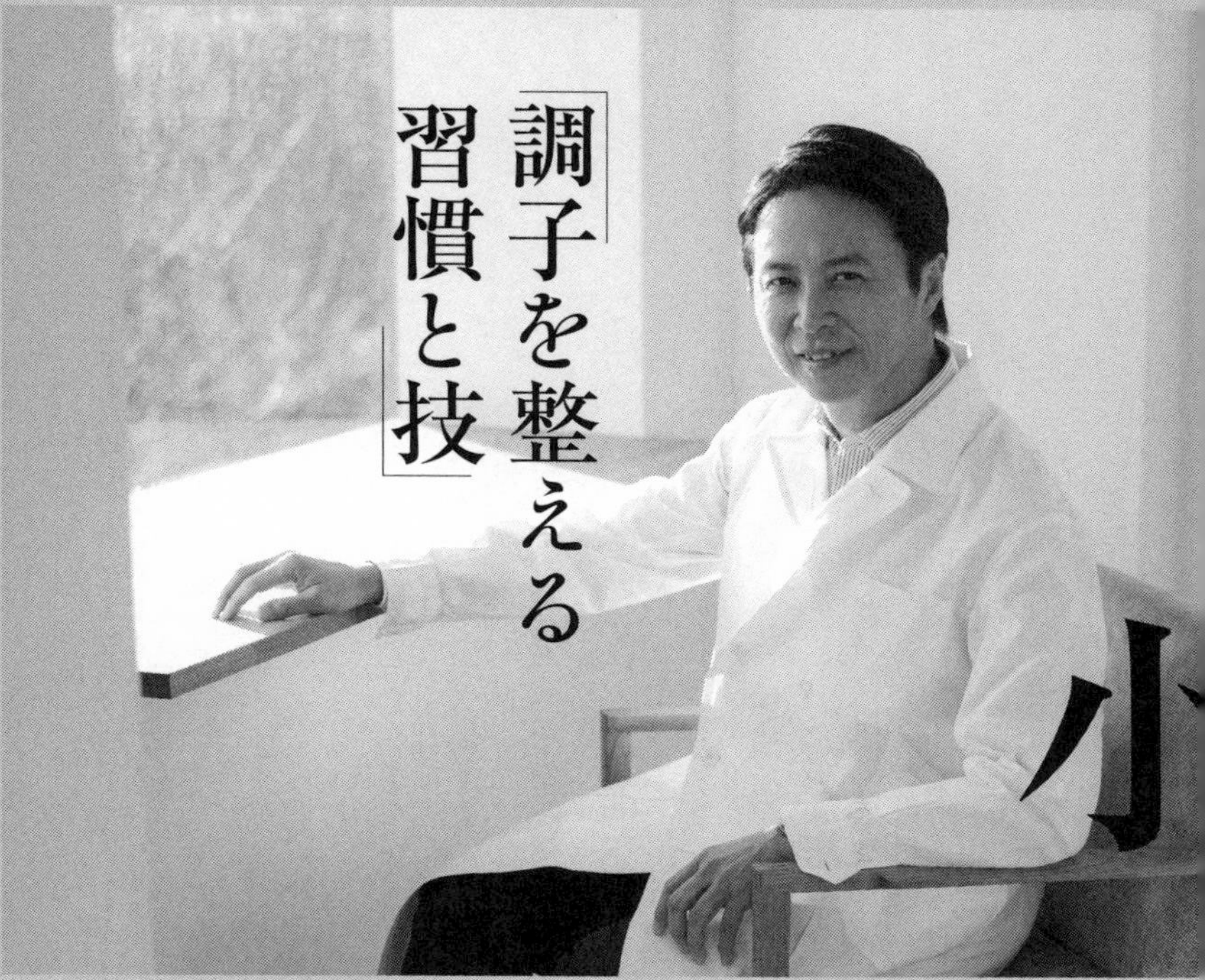

「調子を整える習慣と技」

【行動編】

まずは「体」の調子を整えましょう。
そのためには、たったひとつの
小さな習慣からはじめて、
誰もができる「技」を
身につけることが大切です。
そうすれば、「心」のバランスも
整っていきます

小林弘幸

1日30分、自分だけの自由な時間をつくる

世の中には、過去の道のりを後悔したり、未来を不安に思ったりしながら生きている人がたくさんいます。一方で、「いま現在」に自分が持つ力を最大限に注ぎ込みながら、毎日を幸せに生きている人もいます。

いったい両者には、どのようなちがいがあるのでしょうか？

もちろん、意志の強さや努力の量、生まれ持った環境や才能のちがいもあることでしょう。しかし、両者には決定的にちがうことがあります。

それが、心を穏やかにする「習慣」です。

いい習慣を持っている人は、なによりも、毎日の生活のなかで無用なストレスを溜めることがほとんどありません。

たとえば、早起きの習慣がある人を思い浮かべてみてください。その人は、ふつうの人よりも1時間早く起きるという習慣を持っているだけで、朝の準備にあくせくす

ることなく、余裕を持って1日をはじめることを可能としています。ゆっくりと朝食をとり、家族と会話を交わし、朝のさわやかな空気を味わいながら駅への道を歩いていくことでしょう。もちろん、満員電車のなかで足を踏まれるなどして、朝からイライラすることもありません。

ここでいう習慣は、先に書いた「技」と言い換えることもできます。つまり、「1時間早く起きる」という技が身についていることで、心を穏やかにする状態を無意識につくり上げているわけです。

また、「忙しく過ごしていたら、いつのまにか1日が終わってしまった」「移動時間にスマホを見ていたら、ものごとが進んでいなかった」というような場合もあるはずです。毎日あくせく活動し、ふと我に返ると1週間があっという間に過ぎ去って、昨日ランチになにを食べたかさえ思い出せない……。みなさんには、そんなことはありませんか？

そんな人は、**1日30分でいいので、自分だけの「自由な時間」を意識的につくる習慣を持つことをおすすめします。**たとえば、仕事の空き時間にカフェに入って本を読んでもいいし、家事が終わったらコーヒーを淹《い》れてゆっくり音楽を聴くのもいいでしょう。どれだけ忙しいと思っても、意識さえすれば1日30分ならつくることができると思います。

わたしがこの習慣をすすめるのは、**休息によって自律神経のバランスが整う**からですが、理由はそれだけではありません。忙しいなかでもあえて自分のために時間を割くことで、自らの行動を振り返ることができるからです。

それが、あなたの心に余裕を生み出します。

また、「自分のために時間を割く」と決めることで、時間をだらだらと無駄に過ごすことも減っていきます。

そして、このように**1日のなかに自分なりの快適なリズムができていけば、結果的に自律神経のバランスも整っていく**のです。

自律神経がわたしたちの生命活動を支えている

いい習慣を持っている人は、仕事で高いパフォーマンスを上げることができ、プライベートも充実しています。これは単に、早起き習慣ですべてが劇的に変わるという意味ではなく、「自律神経のバランスがいい生活を送っている」ということを意味します。

わたしたちの生命活動を、24時間、３６５日支え続けているもの――それが自律神経です。

自律神経は、わかりやすくいえば内臓器官のすべてを支えており、とくに血流をコントロールしています。たとえば、わたしたちが意識しなくても心臓は自律的に動いていますが、それは自律神経の働きのおかげ。また、呼吸も自律神経がコントロールしていることを思えば、まさに、わたしたちの生命活動の根幹を支えていると見ることができるでしょう。

自律神経は、「交感神経《こうかんしんけい》」と「副交感神経《ふくこうかんしんけい》」で構成されています。

わかりやすく車の機能にたとえると、交感神経はアクセルの役割を果たすもの。交感神経の働きが優位になると、血管が収縮して血圧が上昇し、気分までアグレッシブな状態になります。

一方、副交感神経はブレーキの役割を果たすもの。副交感神経の働きが上がると、血管が適度にゆるんで血圧が低下し、体は穏やかなリラックス状態になります。心身の健康にとって、理想的なふたつの神経のバランスは1対1です。つまり、それぞれの神経が高いレベルで活動しながら、同時にバランスが取れているときに人間の体はもっともいい状態となります。

逆にこのバランスが崩れたときに、心身には様々な不調が現れるようになります。仕事で過度なストレスにさらされたり、生活サイクルが乱れたり、将来が不安になって気持ちがふさいだり……。**現代社会を生きるわたしたちは、自律神経を乱す要素に取り囲まれて生きている**のです。

そんなことに、一つひとつ対処療法をしていくのは大変な意志が必要です。そこで大切になる考え方が、「習慣」のパワーを最大限に活かすということ。

習慣が変わると、行動が変わります。

そして、**あなたの行動が変わると、あなたの人生が変わっていく**のです。

自律神経は3分で整えることができる

慌ただしい日常のなかで乱れがちな自律神経のバランスを回復させることができる、「体」からのアプローチをいくつか紹介しましょう。

まず、わたしが効果絶大だと感じているのが「1：2（ワン・ツー）呼吸法」です。やり方はとても簡単。鼻から3～4秒ほど「すーっ」とゆっくり息を吸い、次に口をすぼめ6～8秒かけて「ふーっ」と、できるだけゆっくり長く息を吐き出すだけです。

これを1日1回3分間行うだけで、副交感神経の働きが高まり、乱れた自律神経の働きを回復させることができます。

もちろん、ゆっくりした深い呼吸は1日に何回行ってもいいのですが、まずは習慣にするために、無理せず1日1回3分間を試してみてください。ちなみに、わたしは通勤電車のなかで立ったまますることもあります。

また、イライラしたときや疲れを感じたとき、あるいは悲しかったりつらかったりしたときにも、この「1：2呼吸法」を取り入れることで自律神経を理想的な状態に戻すことができます。

自律神経のバランスが整うと、細胞の隅々にまで質のよいきれいな血液が流れるようになります。そして、細胞の隅々にまで血液が行き渡ると、すべての臓器の調子がよくなっていきます。

たとえば、便秘や下痢気味の人なら腸の調子がよくなることで症状が改善し、疲れやすい人なら肝臓の調子がよくなることで活力が湧いてきます。また、肌や髪、爪などの調子もよくなって、美しさを保つこともできます。

さらに、脳の働きもよくなります。脳をリフレッシュさせるには、ゴロゴロして休むのではなく「体に働きかける」べきなのです。そうして、脳に新鮮な血液を送り込むことが重要です。

「健康」とは、体内のすべての臓器の調子が整って、細胞の隅々にまできれいな血液が流れている状態のことを指すのです。

ゆっくり動き、ゆっくり話す

呼吸の大切さを頭ではわかっていても、「意識してしまうとかえって上手に呼吸することができない」という人もいます。

そこで、**ゆっくりした深い呼吸を自然に行うために、わたしはまず「ゆっくり動く」ことをおすすめしています。**

ふだんからせかせかと動いていると、どうしても呼吸が浅くなってしまいます。そこで、動く前に「さあ次はなにをしようか」とひと息入れるような感じで、あえてゆっくりと動いてみるのです。すると、自然に深い呼吸へと変わっていき、血液が全身に行き渡るようになります。

先に書いたように、血液が全身に行き渡ると自律神経のバランスが整い、心が落ち着いて頭も冴《さ》えてきます。そのため、急ぎの用でついバタバタと焦ってしまうようなときこそ、ゆっくり動くことを意識してみてください。まさに「急がば回れ」で、自分を見失いそうになったときにこそ、いったん立ち止まって態勢を整えることが大切なのです。

また、**短時間で多くの作業をしなければならないときなども、まずは「ゆっくりはじめる」こと**です。そうすることで、最初に全体像を把握することができ、やるべきことの道筋を考えることができるでしょう。

ゆっくり動くことと同様に、「ゆっくり話す」こともぜひ意識してみてください。そうすることで自然と呼吸が深くなって細胞の隅々にまで血液が行き渡り、心身の調子が整ってきます。

また、わたしがゆっくり話すことをおすすめするのは、日常生活や仕事におけるメリットも大きいからです。たとえば、ゆっくり話すとポイントを押さえた話ができるようになり、相手に内容が伝わりやすくなります。脳に十分な血液が行き渡っているので、話す内容を明瞭に考えることができ説得力が上がるのです。しかも、余計な失言もなくなるので、信頼感が増していきます。さらには、エレガントな印象まで与えることができ、異性からの好感度が上がる点も見逃せません。

わたしがかつてイギリスやアイルランドに留学していたころに出会った医師たちは、超多忙なスケジュールと強烈なプレッシャーを背負いながらも、ゆっくりと話す人ばかりでした。その落ち着きや、優雅ともいえる振る舞いを見て、元来せかせかした性格だったわたしは猛省したものです。

やみくもにがんばるだけでは、行動の質は落ちるばかり。まずは、ゆっくり動き、話すことを続けてみましょう。

それによって得られる人生の変化に、きっと驚かれると思います。

不快なときこそ笑顔で乗り切る

ふだんから眉間《みけん》にシワを寄せていたり、知らぬ間にあごに力を入れて歯を噛み締めていたりしていませんか？

顔をこわばらせていると、交感神経の働きが上がって血流が悪くなり、呼吸が浅くなることで余計に緊張状態が増します。そして、脳に血流が十分に行き渡らないため、頭の働きも鈍《にぶ》くなってしまいます。

これとは逆の状態をふだんから心がけていれば、気分が落ち着いて頭も冴えてきます。具体的には、まず「口角をしっかり上げて笑顔をつくる」こと。よく**気分が悪いからしかめっ面になると思いがちですが、しかめっ面をしているから気分が悪くなっていく**のです。気分を悪くするきっかけはほかにもあるでしょうが、不機嫌な表情をしていると余計にイライラが募ってしまいます。

気分を変えるよりも表情を変えるほうが数段簡単。口角を上げて笑顔でいることを習慣にするだけで、気分が落ち着いて心が穏やかになります。そして、人生がいい方向へと進んでいくことでしょう。

ただし、静かな怒りやイライラが晴れない日もあります。自律神経を乱さないために気をつけたいのが、まさにそんな「怒り」です。

怒りの感情は一瞬で湧き上がりますが、それによって乱れた自律神経は3時間は元に戻りません。そして、血管が収縮して心拍数が上がり、ドロドロになった血流が全身の臓器に悪影響を与えます。しかも、そんな怒りが朝に起こったら、もっとも集中力が高まる貴重な午前中に交感神経が異常に優位になってしまい、大切な時間が台無しです。

通勤電車に代表されるように、朝はそうした怒りを引き起こす機会に満ちてもいます。たとえ自分が怒らないようにしていても、他人とぶつかって怒鳴られたり、舌打ちをされたりして心を乱されることもあるでしょう。

しかし、そんな他人の言動を変えることはできません。そこでわたしの場合は、いつも30分の余裕を持ってゆっくりと行動し、不快なことがあったときはさっと下車して、次の電車に乗り換えるようにしています。

とにかく、**怒っていいことはなにひとつありません。**

自分の健康のためにも、「怒らない」習慣をつけていきましょう。

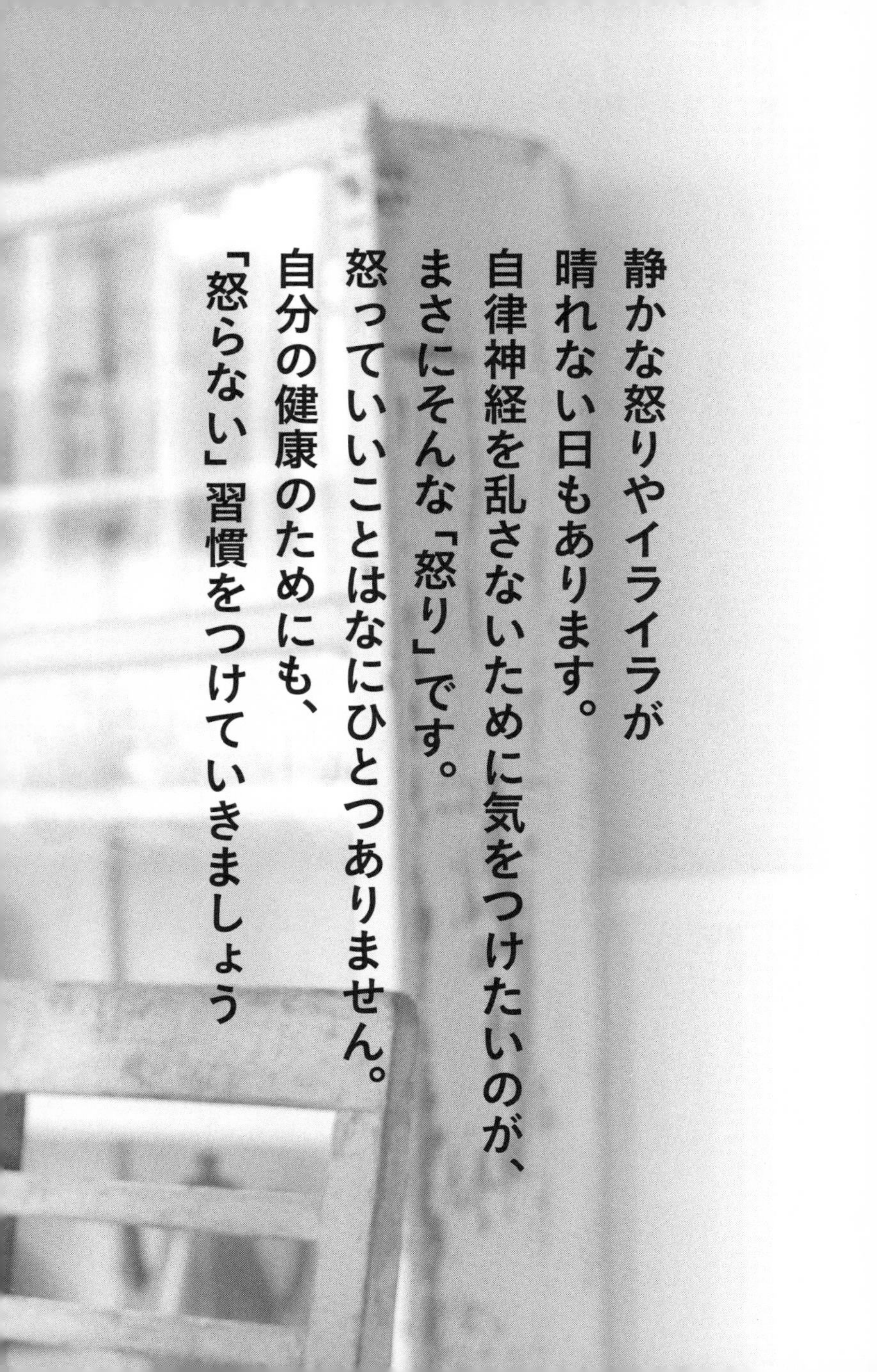

静かな怒りやイライラが
晴れない日もあります。
自律神経を乱さないために気をつけたいのが、
まさにそんな「怒り」です。
怒っていいことはなにひとつありません。
自分の健康のためにも、
「怒らない」習慣をつけていきましょう

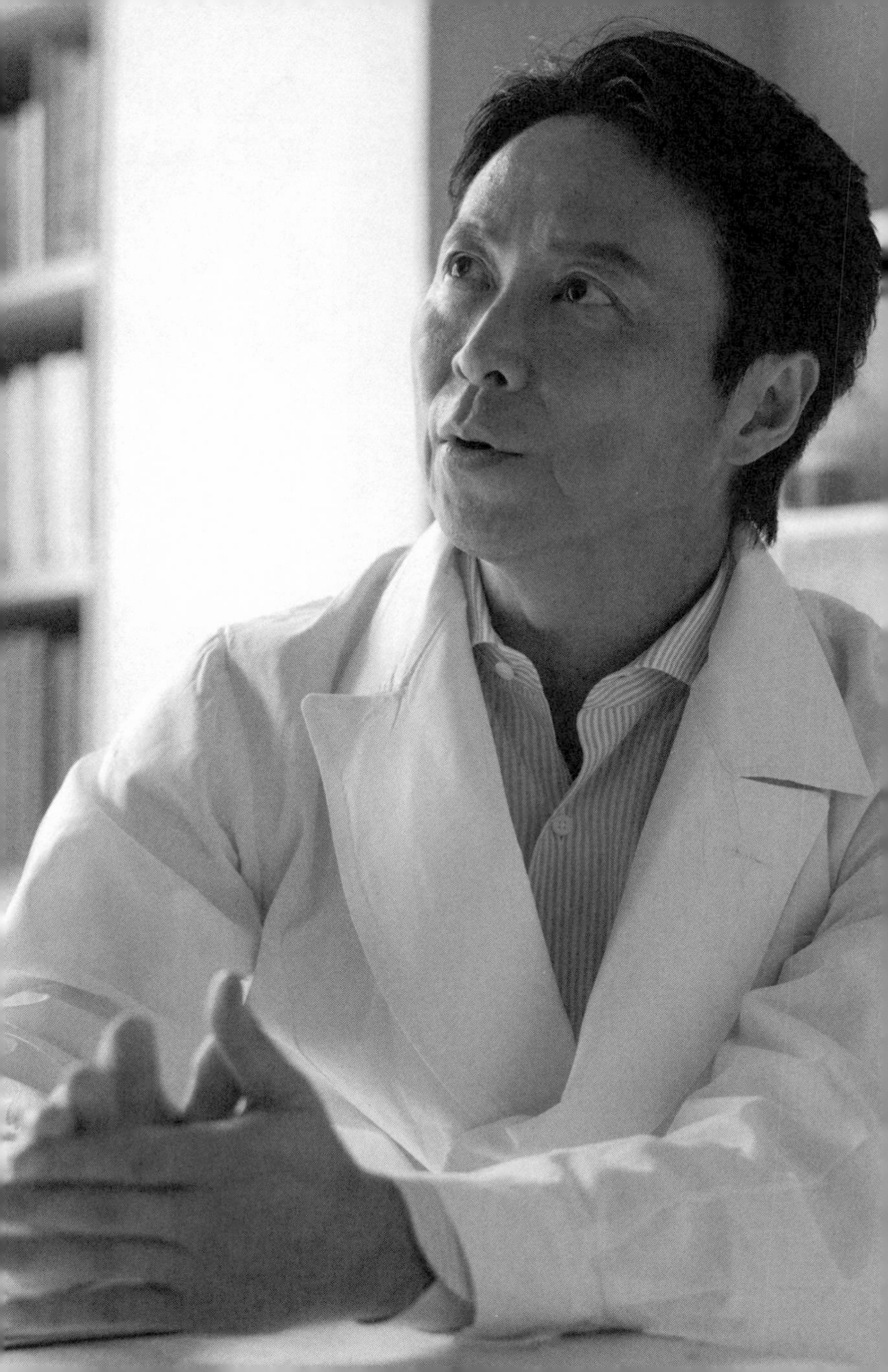

「あなた＝わたし」ではない

多くの人のストレスの原因となっている対人関係については、「対人関係を整える技術」も紹介していきましょう。

【思索編】で、対人関係においては「倫理」の問題がポイントになると書きましたが、「心穏やか」な対人関係をつくるために、前提となるマインドセットがこれです。

「あなた＝わたし」ではない。

これが、対人関係をよくしていくための大前提となる思考です。対人関係で悩みを抱えてしまう場合、その多くが、「あなた＝わたし」と考えてしまっているのです。

「わたしがこれだけいっているんだからやってくれ」
「あの場面であんなことをいうなんて信じられない」

そんな場面は対人関係において多々あると思いますが、はっきりいえば、**自分の置かれた環境と他人の置かれた環境がちがえば、なにもかもちがうのは当然のこと**だと考えるべきです。

いや、そもそも人間自体がちがうのだから、そんなときに、「あなた＝わたし」で考えていても、相手はいつまでも動いてはくれないし、またあなたのことを理解してもくれないでしょう。

考え方や価値観が異なる人間が集まっている組織であれば、なおさら一律の基準で縛ることには無理があります。最低限守るべきルールは必要ですが、年功序列や学閥《がくばつ》をはじめ、時代に合わない価値観が蔓延《まんえん》しているからこそ、ストレスフルな対人関係も生まれるわけです。

それを軽やかに打ち破ったのが、起業家やＩＴ業界で働く人たちなのかもしれません。スーツなんて着なくてもいい、ネクタイも締めなくて構わない。自由な格好で働いていいから、もちろんスーツを着て働いてもいい。考えてみればあたりまえのことで、みんなが同じ格好で働いても利益が上がるわけではありません。

そして、自律神経の状態を考えれば、自分がいちばん気楽な格好で働くのがいいはずです。ちょっとしたことですが、そんな小さなイライラが積もり積もって、いつのまにか大きなストレスへと変わっていくのです。

もちろん、誰もがそのように振る舞えないのもまた事実です。自分がいる組織が自分に合わせて変わってくれるわけではないし、誰もが自由なスタイルで働けるわけでもありません。事実、多くの人にとっては難しいことでもあるでしょう。

だからこそ、**対人関係にも「技」が必要**なのです。

そして、そのもっとも基本となる姿勢が、「あなた＝わたし」ではない、という考え方なのです。

すべてを「想定内」にする

忙しくて焦ってしまったり、ついカッとなったりと、心穏やかでないことで失うものが、人間にはあまりに多いと感じます。

しばらく前に話題になった、「あおり運転」による痛ましい事故もそのひとつでしょう。事件によって状況は異なりますが、ちょっとしたいきちがいがきっかけで、キレたドライバーに追いかけられてしまう。誤解されたくないのですが、わたしは被害者が悪いとは1ミリも思っていません。ただ、**なにか不可解なことがあったときでも、「なんか変な人がいるな」「この人きっと嫌なことがあったんだろう」と流しておけば、最悪の事態に陥る可能性は低くなります。**

やはり、「あなた＝わたし」ではないのです。

そんなとき、自分の感情の抑えが利くか利かないかは、起きることを前もって「想定内」にしておけるかどうかで決まります。

「こんなことは自分にだって起こり得るのだ」と頭の隅に置いておけば、いざ起きたときに、「やっぱり起きたか、想定どおりだ」と冷静になることができますよね。

これは、まさにわたしが行う外科手術と同じです。想定内のことが多ければ多いほど、どんな状況になっても対応できる力がある名医といえるのです。そうでなければ、想定外のことが起きたときに焦ってしまって、手術中にまともな対応ができません。

ある意味では、手術はそのほとんどが手術前の準備で決まるともいえるのです。
また、最終的に同じ結果で終わったとしても、その過程でイライラしたり、怒ったりしてしまうほうがもったいないではありませんか。その間は血流も乱れるし、頭の回転も鈍くなるし、いいことなどひとつもありません。

組織にいれば不合理なことだって起こるし、自分から見て非常識な人もいることでしょう。それが自分の上司なら、そのストレスは計り知れません。でも、これは仕方がないことなのです。**環境は変えられますが、人は変えようがない**からです。

だからこそ、**自分が変わるしかありません**。

もし相手が変わるようなことがあったとしても、**まず自分から変わらなければ、相手を変えることはできない**でしょう。そして、対人関係のストレスは早めに対策しなければどんどん泥沼にはまっていきます。だからこそ、すべてを想定内にしたうえで、どれだけ感情的にならずに対処できるかの勝負なのです。

うまくつきあうか、すぐ断るか

「でも、社会的な営みのなかでは嫌な人ともつきあわなきゃいけないじゃないか」

そんな意見もあるはずです。たしかに社会人である以上は、ちょっとしたがまんや妥協が必要なときもあるでしょう。

しかし、わたしは対人関係においては、基本的に取るべき選択肢はふたつしかないと考えています。

うまくつきあうか、すぐ断るか。

対人関係の本質は、本来はそれだけで済むシンプルなものなのです。

うまくつきあえないなら、すぐに断る。はっきりと拒否する。その選択をすればいいだけの話です。もちろん拒否をすると、それなりの代償を払う必要が出てきます。

しかし、そこはもう覚悟としかいいようがない部分なのです。

覚悟が決まっている人というのは、組織をいつでも辞めていきます。そんなことができるのは心が人一倍強いからではなく、単に組織で不快な状況に陥ることを前もって想定しているからです。想定しているから、あらかじめそのための準備ができているのです。

不快なことを拒否できない人は、がまんしなければいけないから大変です。もちろん、がまんを貫くのもまた人生。ただし、わたしが強くお伝えしたいのは、**がまんばかりして、もっとも大切なあなたの「体」を壊してはいけない**ということです。

ダメになってしまうもっともよくあるパターンは、自分に合っていないとわかっていても、自分を納得させてある程度器用に振る舞える人です。でも、医師であるわたしから見ると、そんな人がいちばん危ない。あるとき、まるで堰を切ったように無理が生じて、いきなり燃え尽きてしまう人もこれまでたくさん見てきました。

では、どうすればいいのか？

自分なりの「基準」をつくっておけばいいのです。

その基準を超えたら、もう自動的といってもいいくらいに、その場所を離れるほうを選ぶ。そうすると、新たな道が開けていきます。たとえ、現実的にすぐに離れることができなかったとしても、「近いうちに自分は確実に離れる選択肢を取る」という決断さえできれば、その時点でこれまでとはちがう景色が見えてきます。

「もう、いっそのこと死んだほうが楽なんじゃないか……」

そんな考えが出てきたら、限りなく勝負は負けに近づいています。一刻も早く逃げたほうがいいし、そんな人が身近にいれば、有無をいわさずその場所から離れることをアドバイスしてあげてください。

世の中には、いじめっ子がどこにでもいます。でも、彼らはいじめられたことがないから、いじめられる者の気持ちがまったくわからないのです。だから、無邪気に人をいじめてしまう。

だからこそ、**自分の身を守る基準をつくっておくことがとても大切**です。その基準は、世間から見て高かろうが低かろうが関係ありません。

自分の人生に起こることを、自分なりの「想定内」に収めていきましょう。

雄弁は銀、沈黙は金

話を少し、ふだんの仕事や日常レベルの対人関係に戻します。

人がなんらかのトラブルに見舞われるとき、当事者の心は必ず穏やかでなくなり、余計な言動をしているものです。

ということは、逆に見れば人間は黙っていれば「こと」は起きないということになる。余計なことを喋るから、誰かの感情を逆撫でするなどして、いろいろな問題が起こるのです。なにかを喋ったらそれで道が決まってしまい、結果的に無駄な仕事が増えることもあります。

そこでわたしは、会食などの場ではおよそ聞き役にまわって、自分からあまり話さないように心がけています。要するに、「聞かれたことだけに答える」というスタンスを取るわけですが、そうすることで余計な失言がなくなり、相手からも「よく話を聞いてくれる人だ」と思われているようです。

よく会議や会食の場で、積極性や自分の存在をアピールするために、自分から口火を切ってペラペラと話しはじめる人がいますが、はっきりいってうまくいくかどうかは半々だと感じます。そんな人の話を聞いていると、失言と取られかねない発言も多く、それではなにもしていないのに評価だけを落としかねません。

しかも、もし実際に失言をしてしまったら、その発言を繕おうとして、さらにおかしな発言を繰り返すことになり目も当てられません。体の観点からも、早口でペラペラと話していると呼吸が浅くなって血流が悪くなり、脳の働きも鈍くなっていきます。結果として、話す内容も浅くなっていくのです。

そこで、みなさんには「聞かれたことだけに答える」スタンスを、コミュニケーションが不自然にならない程度に取り入れることをおすすめします。

すると、様々な人の話を聞いたうえで的確な意見を話せるようになるので、話してばかりの人に比べて好印象を得られます。本当に口にできることしか話さなくなると、信頼感はいや増していきます。もちろん、話をよく聞いてもらうとだいたいの人はうれしく思うものです。

「雄弁は銀、沈黙は金」とむかしからいわれますが、それは自律神経の観点からも真実です。

そして、**黙るということは、心を穏やかにする簡単な方法**でもあるのです。

見ざる、聞かざる、いわざる

対人関係でいったん「黙る」ことを実践すると、驚くほど気持ちが楽になっていくことに気づくはずです。なにも、「人に評価されよう」「気に入られよう」と話す必要などないことに気づくからです。

あたりまえですが、仕事でいえば、大切なのは結果でありクオリティーです。余計なことに時間を費やさずに黙っていれば、より自分のやるべきことに集中することができ、仕事のクオリティーは上がっていくにちがいありません。

加えて、他人や周囲への意識をさらに少なくしていくためには、自ら意識して、それらをシャットアウトしていく必要があります。そこでわたしがおすすめしているのが、あの日光東照宮《にっこうとうしょうぐう》の有名な彫刻『三猿』の、**「見ざる、聞かざる、いわざる」を人間関係に取り入れる方法**です。

たとえば、「見ざる」なら、**スマホで不快なニュースを見たり、SNSで余計な情報を頭に入れたりしないこと**がそれにあたるでしょう。とくに、SNSは自己顕示と他人への賞賛が渦巻いているので、わたしは極力見ないようにしています。激しい怒りというよりも、ちょっとした苛立ちなどが積もっていくことが怖いからです。

次に、「聞かざる」は、**とにかく他人の愚痴《ぐち》や悪口を聞かないこと**。人の話を傾聴することは大切ですが、なんとなく相手や周囲がネガティブな雰囲気になったら、わたしは誰にどう思われようとも、適当に理由をつけてすっと席を外すようにしています。なぜなら、ネガティブな言動は、聞いているだけで自律神経のバランスを乱していくからです。

最後の「いわざる」は、**余計なことを口走ってわざわざストレスフルな環境をまねかないこと**。これは先に書いたとおりですが、注意したいのは、ポジティブな言動なら無条件にいいことだと考える人が多いことです。相手を勇気づけるならいいのですが、ちょっとしたほめ言葉や持ち上げによって、面倒な人間関係も生まれます。

他人や周囲はコントロールできません。いつでも自然体で自分らしい力を発揮したいなら、自らが積極的に他人や周囲の悪影響をコントロールしようとするのではなく、意識的にシャットアウトしていきましょう。

まちがいなく、あなたの心を穏やかにしてくれるはずです。

3行日記で「怒り」をコントロールする

ここまで、対人関係を良好にする「技」でストレスをなくしていく方法をお伝えしました。しかし、みなさんに偉そうなことを書きながら、わたしだってときに怒りが湧き上がるようなことはあります。

そこで、以前わたしは、自分が怒るのがどんなときかを考えたことがありました。

すると、**激しい怒りを感じるときは、たいてい「ほかのことでうまくいっていなくて、もともとイライラしていた」とき**だと気づいたのです。

もともとイライラしていると、心に余裕がなくなります。心に余裕さえあれば、人間はたいていのことは冷静になれるものですが、余裕がなくなった途端に、負の連鎖がはじまるように失敗が続いて起きてしまうのです。

かつてのわたしは、いったんイライラしたらずっと引きずって怒ったままでした。それがなくなったきっかけは、実はみなさんに向けて本を書いたり、講演をしたりする機会をいただいたことです。なぜなら、人間というのは案外、自分自身のネガティブなことを他人に話す機会がなく、自分自身をじっくりと見直す時間も確保していないからです。

アンガーマネジメントなどでは、怒りを感じたときはとにかくひと呼吸置いて、数字を20まで数えてがまんするといわれます。これはそのとおりなのですが、ここではもう一歩深めて、「自分を見直す時間をつくる」ことを習慣にする方法をお伝えします。

それは、わたしがアイルランドに留学したときに同僚の医師にすすめられ、自分なりに改良を重ねて続けてきた「3行日記」という習慣です。

つけ方はいたって簡単。**「今日失敗したこと」「今日いちばん感動したこと」「明日の目標」の3項目を、それぞれ1行で書くだけの日記**です。

狙いとしては、まず**「今日失敗したこと」を書くのは、同じ失敗を繰り返さないように、失敗に正面から向き合うため。**これがもっともハードルが高いのですが、やはり反省がなければ進歩はありません。けっして自分を貶めるのではなく、あくまで未来をよりよくするための「材料」を手に入れるつもりで書いてみてください。

次に、**「今日いちばん感動したこと」は、どんなことでもいいので、その日もっとも心を動かされたことをフレーズで記します。**これは書いていて楽しいことですが、だらだらと書き過ぎると輪郭がぼやけることもあるので、できればワンフレーズくらいに収めて記憶に残りやすくしましょう。

最後に、「明日の目標」を書いたら3行日記は完成です。**明日やるべきことを事前に脳にインプットしておくことで、明日への不安や心配がなくなります。**これは、質の高い睡眠につながると同時に、明日のことを簡単に「想定内」にしておく効果があります。

さらに、3行日記を書くときにおすすめしたいポイントがあります。それは、**すべ**

て手書きで行うこと。デジタルデバイスを使ってもいいのですが、**手書きをすることは、心を落ち着かせ、自律神経のバランスを整える効果があります**。また、見返したときに、自分の筆跡のほうがその日の情景や気持ちが蘇りやすくなるのです。

もちろん、たくさん書きたい人は3行日記の項目をベースにして、自分なりに日記をつけても構いません。ただ、3行日記はとにかく気軽に、スケジュール帳の端などにも記すことができるので「続けやすい」という利点があります。端的な文章で記すことで、自分の性格の傾向が見えやすくなるのもいいところでしょう。

日記は自分をよりよく理解するために、毎日続けるトレーニングのようなものです。寝る前に簡単に1日を振り返ることで、きっと明日への活力へとつながっていくはずです。

空を見上げていいことを望む

3行日記では、「今日いちばん感動したこと」を書く項目がありました。

同じように、ふだんの生活のなかでも、「なにかいいことがないかな」と気楽に行動することで、とても簡単に心が穏やかになります。

たとえば、10分程度の隙間時間があれば、スマホをチェックするのではなく、屋外へ出て空の様子がどうなっているかを眺めてみる。あるいは、建物の横にある紅葉の下まで歩いてみる。ちょっとしたことですが、このような発想こそが心の余裕へと変わっていくのです。

人はあまりに忙しいときや落ち込んだとき、背中をまるめて下を向きがちです。わたし自身もかなり忙しいときはありますが、そんなときこそ、ほんのわずかな時間立ち止まって、ゆっくり空を見上げるようにしています。

「なんて美しい青空なんだろう」
「涼やかな雨が降ってきたな」

そんなふうに**空を見上げるだけで、不思議と心が楽になり、忙しさや心配事でいっぱいだった心がさわやかに晴れていく**のです。

これは医学的にも理にかなったことで、上を向くだけで気道がまっすぐになり、体内に入ってくる酸素が急増します。すると、末梢の血管が一瞬で拡張し、全身の細胞の隅々まで酸素と栄養が行き渡るのです。結果、自律神経のバランスが安定し、心身ともにスッキリしていくわけです。

このように、**心の余裕を持ちやすい体質をつくっておくと、どんなことにも希望を持てる心の強さが養われていきます。**

わたしが希望を持つことの大切さを知ったのは、先に書いた大学時代のラグビーの試合で負った怪我の手術の経験からです。

先生がわたしのレントゲン写真を見たとき、ある先生は見た瞬間に「あ、これは骨のくっつきが悪いな」といいました。でも、別の先生は、「あれ、このあたりにちょっとくっつきが見えているから、まあいけるだろう」などというのです。正直なところ、わたしにはなにも見えなかったので「本当かな?」と思ったのですが、その先生は「ここにうっすら骨が見えているのがいいんだよ」「大丈夫、歩けるよ」と前向きな言葉を伝えてくれたのです。

いままでは、その先生の気持ちがよくわかります。医師の立場として、患者さんにそのようにいうと、その患者さんの気持ちがまったく変わるのです。人を暗くさせるのは簡単です。でも、希望がなくなったら生きる望みを持てない場合だってあるのです。

わたしは医師ですから、ときには患者さんが聞きたくないことをいわざるを得ないこともあります。でも、そんなときでも心がけているのは、絶対に希望を持たせるように伝えること。深刻な病になればなるほど、患者さんはずっとそのことを考え続けています。そんなところに暗いことをいわれるだけだったなら、それは不安な気持ちにトドメを刺すような行為に等しいでしょう。

しかも、わたしたち医師に解明できないことが、人間の体にはまだまだたくさんあるのですから。

話を戻すと、どんなに忙しくても、少しだけ空を見上げることはできるはずです。いや、「そんな暇すら惜しい」と思うときこそ、ぜひ意識して空を見上げてほしい。あなたの心を穏やかにしてくれる思いもよらない素敵な光景が、頭上に広がっているかもしれません。

人はいいことを思い出せる生き物

あなたには、忘れられない思い出がありますか？　そして、そのときに見た景色の美しさや、交わし合った言葉などを覚えていますか？

もし、そんな思い出が心に残っているなら、ぜひ折に触れて意識的に思い出すようにしてほしいのです。それだけで副交感神経の働きが高まり、緊張気味の自律神経のバランスを整えることができます。

かくいうわたしも、留学時代に撮影したトリニティ大学前の庭の写真を研究室に飾ってときどき眺めています。たったそれだけのことで、あの若くてがんばっていた日々を思い出すことができ、元気とやる気が出てきます。当時はとても大変な毎日でしたが、いま思い返すと「あれだけがんばれたのだから、これからも大丈夫だろう」とポジティブになれるのです。

思い出は人それぞれですが、若いころに好きだった音楽を聴くのも効果的です。なぜなら、聴くだけでなにもしなくても自然と自律神経の調子がよかった若いころに、一瞬のうちに戻ることができるからです。

思い出すためのちょっとしたコツは、記憶のトリガー（きっかけ）となるものを目に見えるところに用意しておくことです。コルクボードに写真を貼ってもいいし、いつも使う手帳の見返しを利用するのもひとつのテクニックです。

人というのは、いわば「思い出す」生き物でもありますが、ついネガティブなことを思い出してしまうことも多いので、意識的にいい思い出を引き出せる仕組みをつくっておくわけです。

思い出せるいい過去があるということは、年を重ねてきた者だけに与えられた特権のようなものだとわたしは考えています。

老いていく自分をただただ嘆くのではなく、**「自分の心は年を経るたびにどんどん豊かになっているのだ」と感じて生きていく**ことこそが、結果的にあなたの自律神経を整え、豊かな生活と健康を手に入れることにつながるはずです。

すべてを自らの手のうちに

心を穏やかにするための、シンプルかつ具体的な技術を紹介してきました。

心を穏やかにするというのは、最初はなかなか難しいことだと思います。なぜなら、人生には同じ場面というものがなく、すべての現象が毎日異なるかたちで現れるからです。

つまり、本書で書いたような普遍性のある方法でも、それを適用するシチュエーションは無限にあるということ。ときと場合によっては、技術をうまく使えなかったり、感情をコントロールできなかったりすることもあるでしょう。


ただ、そんなときに立ち戻るべき場所というものがあります。

それが、**「すべてはわたしに責任がある」という確信**です。


いろいろな問題が起きてしまうのは、自分の手から離して、すべてを他者の責任にしようとすることから生じているのです。ちょっと厳しい見方だと感じる人もいるかもしれませんが、責任というのは、なにも「自分に非がある」という意味ではありません。

そうではなく、「すべては自分の手のうちにある」ということです。

「なぜこんなことが起きたのだろう」と思ったときに、すべて自分の責任だと思えるかどうかが、その先で希望に満ちた行動を起こせるかどうかを決めていくのです。

そう考えない限り、相手の攻撃を責めたり、環境や運の悪さを嘆いたりするばかりで、本当の自分自身にはたどり着けません。

Don't believe anybody.

日本語にすると、「誰も信じない」という意味ですが、わたしはこの言葉をとても大切にしています。

一見冷たい言葉に思えるかもしれません。しかし、自らこのように意識することで、逆に人の助けや温かみをありがたく感じながら生きることができます。

この言葉は、イギリス留学時代の指導医からいわれた言葉です。わたしも最初は、

「なんだか冷たいな」と感じたのですが、ともに仕事をするなかで「なるほど、そういうことか」と心から納得できるようになりました。

外科医は、小さなミスや不注意が命取りになる仕事です。患者さんの命に対する全責任がのしかかり、手術室では少しの動揺も許されません。しかしながら、それでも小さなミスは起こるもの。たとえ完璧に準備していても、ほかの誰かが思わぬミスをすることもあるし、機器がうまく作動しないことも起こり得ます。

しかし、それらもすべて含めて、結局のところ「信用した自分が悪い」というわけです。そして、これが外科医という仕事の紛れもない現実でした。

同じように、「誰も安易には信じない」という覚悟をふだんから持つことで、あらゆる場面を想定した準備ができるようになり、トラブルが起こっても冷静に行動できるようになります。わざわざ他人にいうことではなく、心のなかで、「自分は自分、他人は他人、環境は環境」と思っておけばいいのです。

日頃からそのように思って生きることで、強いストレスやプレッシャーがかかる場面でも冷静に対処できる、しなやかな心を身につけることができます。

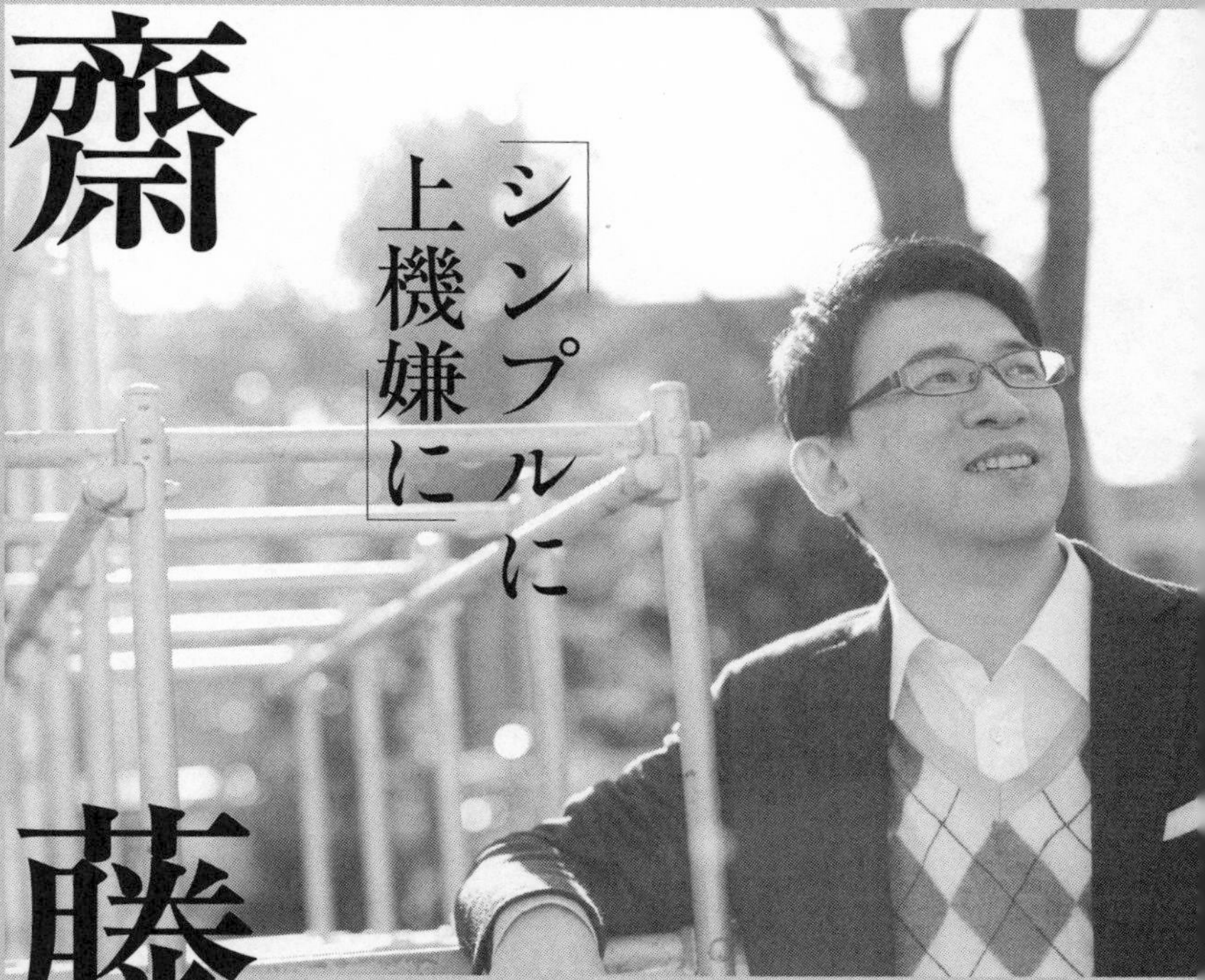

「シンプルに上機嫌に」

齋藤孝

【行動編】

余計なことをせず
「シンプル」に生きること。
自力を手放して、
いつも上機嫌で過ごすこと。
そのようにしてエネルギーを
うまく流していけば
心と体がひとつになっていきます

心を落ち着けるには体からのアプローチが有効

わたしは、「身体論」を研究してきた立場から、心と体は一体であり切り離せないものだと考えています。

そして、先に書いたように、**精神文化と身体文化は同じものだと捉えることが、わたしの心の落ち着け方の基本**にもなっています。

心がざわついたり興奮したり、ネガティブな感情にとらわれがちになったりしたときには、体からアプローチすることがわかりやすく、かつとても有効です。たとえば、深呼吸をする、散歩をする、座って瞑想をする、手足を温める、水を1杯飲むというように、体に直接働きかけることで自然と心が穏やかになっていくことを、若いうちから自覚していました。

わたしは19歳のころに、なぜかずっと興奮したり、延々と考えごとをして眠れなくなったりすることが続いたため、自分なりに調べてドイツの精神科医シュルツの精神療法である「自律訓練法」を実践していたこともありました。攻撃性が強く、どうしても交感神経が優位になりがちだったので、副交感神経をいちど優位にして心を落ち着かせなければならなかったのです。

プレッシャーのかかる場面で冷静でいたり、自分の攻撃性や欲望を制御したりするために、「深いリラックス状態に瞬間的に入る訓練」を積極的に行うことが必要でした。

わたしは仕事で、1000人を超えるような聴衆に向けて講演をすることがあります。

大会場で1時間半にもわたり話しっぱなしでいると、当然ながらテンションはいや増し、講演が終わったあともそのまま関係者と盛り上がって、かなりの興奮状態になります。

でも、そのあとに心がけていることがあるのです。それは、帰りのタクシーに乗った瞬間から、そのテンションを意図的に一気に落とすこと。すぐにネクタイを外し、上着を脱いで、腕をまくってゆったりもたれて温かいお茶を飲みます。

そして、イヤホンで好きな音楽を聴きながら瞑想に入るのです。

このように即座にリラックスする手法によって、だいたい5分くらい経てば興奮して話していた時間がとても遠く感じられるようになっていきます。「あれ？ 講演なんてやったかな？」と思うくらいの勢いです。

そして、翌日になると、昨日のことを「この前」などといってしまいます。つまり、翌日にはもう1週間くらい前のような感じがするので、昨日という言葉がうまく出てこなくなるのです。

時間の流れを変えて「忘却」する

心を穏やかにするために、とても有効な方法だと実感していることがあります。簡単にいうと、**それまでとは異なる活動をふたつ、3つ続けて行うことで、時間の流れを変える**方法です。

「講演」「瞑想」「音楽」というように、いくつかのブロックをつくって活動していると、ブロックが積み重なるごとに、最初にしたことがはるかむかしの出来事のように感じられるようになるのです。

シンプルに上機嫌に
齋藤 孝【行動編】

たとえば、みなさんが仕事でとても忙しく、なんとかそれを終わらせたあとに家族で沖縄に旅行に行ったとしましょう。そんなとき、たった1泊2日であっても、帰ってくるころには、会社でしていた仕事のことをもの凄く遠い出来事のように感じることはありませんか?

そこで、わたしはこの感覚を利用して、なにか嫌なことがあった日は、映画を立て続けに3本ほど観ることをしています。映画というのは、ひとつの人生を描くようなものです。そんな映画を、大きい画面のテレビで続けざまに3本も観ると、なんだか昼間にあった嫌なことがもの凄く遠くに感じるのです。

音楽を聴き続けるのもいいと思います。

モーツァルトの楽曲は天上の音楽だともいわれますが、「こんな音楽をよくつくれたものだな」と思いながらずっと聴いてみるのです。別に現代の作曲家でも、タンゴのアストル・ピアソラでも、フラメンコのパコ・デ・ルシアでも誰でも構いません。

ポイントは、天才たちの作品に触れることにあります。分野を問わなければ、意外にも天才たちは世の中にたくさん存在します。そうした最上の作品に囲まれていると、いわば天上世界にいるようなもので、地上の世界がちょっと遠くに感じられるのです。
そんな作業を立て続けに行うと、嫌なことがどんどん遠のいていくはずです。

つまり、**嫌なことに対処するには「忘却《ぼうきゃく》」がいい**ということ。

もちろん、興奮したままだったり、頭がしっかり働いていたりすると、なかなか忘却はできません。**もっとも避けるべきは、嫌なことを何度も思い出すこと**です。嫌なことを反復しているうちに、恨みの感情ばかりが強化されていくからです。

そこで、嫌なことがあったときは、それを「忘れる努力」を積極的に行いましょう。まず、恨みや怒りが浮かんだ瞬間に、「あ、考えるのをやめよう!」と、ほかの行動に切り替えます。そうして、ほかの作業で隙間を埋めていると、徐々にネガティブな感情は薄れていきます。

もっと嫌なことがあったときは、これまで書いた方法が効果的です。**種類のちがう活動を立て続けに詰め込んで、以前の出来事を遠く感じるくらいまでに続けて、忘却してしまえばいい**のです。

風呂に入って気持ちを新たにする

時間の流れを変えるもっと簡単な方法があります。

それは、風呂に入ることです。

わたしは風呂に入って、身も心もさっぱりすることなしに1日を終えることができません。風呂に入ると、ビフォー・アフターで完全に心身の状態が変わるため、入浴前の疲れで淀んだ体の感覚や嫌な思いで傷ついた心などを、感覚的に思い出しにくくなります。

風呂には夜10時ごろに入ることに決めていて、そこで完全に1日の区切りができています。**汗をかいて風呂に入って、交感神経と副交感神経の優位のバランスが完全に入れ替わる**のです。

そして、入浴後は副交感神経が優位になるため、無理な仕事は意識的に避けます。緩やかに映画を観たり音楽を聴いたりして受動的な楽しみの時間にするのです。たとえ仕事をするときでも、基本的には読書を中心とした静かな作業です。一方で、交感神経が優位になる午前中や昼過ぎくらいまでは、生産性の高い仕事を積極的に割り当てています。

なぜ、このように交感神経と副交感神経のリズムに従って、作業内容を変えることがいいのでしょうか。

医学的な理由は小林先生の章をお読みいただくとして、個人的にはそうした体内リズムに従った切り替えがはっきりとした時間の使い方をすることで、「過ぎ去ったことは過ぎ去ったこと」としていったん忘れたうえで、いまの作業に集中することができるからだと考えています。

伊勢神宮《いせじんぐう》では、20年に1回、神殿をつくり替えて新殿に神体を遷《うつ》す「式年遷宮《せんぐう》」という儀式を行います。時間の流れを変えて、まったく新しい感覚に変えていくことは、いってみればこの「遷宮」の感覚にも通じるところがあるのではないかとわたしは感じています。

そして、これもまた日本の精神文化のひとつです。

日本は伝統的なものを長きにわたって大切にするイメージがありますが、別に古いものばかりを大切にしているわけではありません。神様がいる場所を常に清新に保つために、どんどん新しくつくり替えていく文化も持っているわけです。

これが、「新た」ということです。

まさに気持ちを新たにして、次の時間帯や翌日を迎えるために、長年にわたって日本人が培ってきた実践的な方法なのです。

無駄な動きをせずにシンプルにプレーする

多くの社会人にとって、**仕事の時間は1日の大半を占めています。よって、この時間をなるべく「心穏やか」に過ごすことができれば、人生の幸福感はいまよりもさらに増していく**はずです。

では、いったいどのような仕事の仕方があり得るのでしょうか。わたしがひとつのヒントにしているのが、ホラー小説の帝王スティーヴン・キングが、『小説作法』（アーティストハウス）というエッセイで書いていた言葉です。

ただ一つ、必要なのはドアを閉じて外部と隔絶することだ。閉じたドアは、人はもちろん、自身に対しても、覚悟の表明である。

要するに、**「大切な仕事をするときは、とにかくドアを閉めろ」**といっているのです。ドアを閉めて電話を聞こえないようにして、メールもＳＮＳも見ないようにする。もちろん、来客も一切入れません。自分で時間を決めて、その数時間は完全に外部の環境と情報をシャットアウトして仕事をするのです。

わたしも若いころからそのように仕事に取り組んでいたので、この言葉を読んだときには感銘を受けながら、同時に共感もしました。わたしは午前中に数時間仕事をするときは、絶対にスマホには触らずに、いまやるべき仕事しかしないように心がけています。

そして、その数時間に集中して取り組めば、たいていの仕事は終わるものです。多くの人の仕事が終わらないのは、集中力が足りないうえに仕事時間のなかに無駄なことがたくさん紛れ込んでいるからだと考えられます。

テレビの仕事でも、30分番組のために打ち合わせを1時間半ほしいといわれることがよくあります。正直なところ、その考え方はわたしにはよく理解できないものです。「とりあえずお会いして……」などといわれるのですが、会わなくても済む場合が多いので、そんなときはいつもメールで済ませるようにお願いしています。

このように、仕事から形式的なものや無駄な動きを一切排除していくだけで。あれもこれもと抜くことができて、本当に必要なことだけが残ります。その仕事だけを、ドアをしっかり閉じてやることが大切なのです。

本当に結果に結びつく、シンプルなプレーだけを心がけるということです。するとかなりの無駄が省けることで優先順位が変わってきます。常識的に考えられる順序ではなく、**本当に重要な順から仕事ができるようになると、仕事がどんどん楽になり、また、効率的にこなせるようになっていく**はずです。

そうして自分なりに工夫して、手強い仕事に全力を尽くして取り組むと、そのあとは心地よい疲労感に浸《ひた》ることができます。結果はどうあれ、「いい仕事だったな」と心を穏やかにして振り返ることができ、また自然に忘却することができるのです。

「晴耕雨読《せいこううどく》」といいますが、晴れた日にしっかり耕さなければ、雨の日に本を読んでも充実しないものです。ずっと本を読んでいるだけの人は、ただずっとリラックスしているだけなのだと思います。副交感神経だけが優位になってしまうと、ただぼーっとした人になってしまいます。

こころよく 我にはたらく仕事あれ それを仕遂げて死なむと思ふ

わたしはこの石川啄木《いしかわたくぼく》の歌が中学生のころから好きでした。

わたしも、いつもこころよく我にはたらいて、それを仕遂げて死なむと思えるような仕事に出会いたいと考え、教育の仕事に行き着きました。だからこそ、先に書いたように、学生たちとの授業を「祝祭の場」と捉え、毎回「勝負だ！」と思っていまも全力で挑んでいます。

シンプルなプレーを心がけることで、仕事はもとより、人生からも無駄なことがなくなっていくはずです。

ものごとを前倒ししてきた球を打つ

わたしは、かつて雑誌の連載がいきなり打ち切りになったときに、激しい怒りが込み上げたことがありました。

「もっと早くいってくれればこういう展開にはしなかったのに……」

自分ではベストを尽くしていたので、連載が打ち切られた理由はなにか、自分のなにが悪かったのかと、ショックを受けてしまったのです。

しかし、ものごとは慣れです。これ以降の連載終了時には、「あーなるほど」とあっさり受け入れられるようになりました。

また、こんなこともありました。『身体感覚を取り戻す』（NHKブックス）という本を英訳したいというオファーを受けたとき、その海外の出版社について慎重に調べているうちに、話自体が立ち消えてしまったのです。せっかくの本を英語で出す機会を失ったとき、「自分はいったいなにを考えていたのだろう?」とがっくりしました。慎重になって、ビビることに意味はありません。さっさと「お願いします」といっておけば、もしかしたら英語圏の人々に自分の考え方を広めることができたかもしれない。そんな決断の遅さによる失敗を、わたしもいくつかしてきました。

チャンスはまた巡ってくるという考えもありますが、かのレオナルド・ダ・ヴィンチも「幸運の女神には前髪しかない」と書いているように、やはりものごとには機運というものがあって、同じチャンスは二度とこないこともあります。

ただ、捨てる神あれば拾う神ありで、先の連載についてはそのあとほかの出版社に拾っていただけました。そんな経験をいくつかしたことで、わたしは仕事のスタイルにとどまらず、基本的な生きる姿勢を変えました。

それが、「きた球を打つ」という方針です。そして、きた球を確実に打つために、わたしはどんなことも前倒しでやるのがいいと考えています。

そもそも、わたしのデビュー作である『身体感覚を取り戻す』という本は、仕事の前倒しがきっかけで生まれました。朝日新聞から身体感覚についての記事の依頼があったとき、締め切りは2週間後だったのですが、そのテーマに情熱があったわたしはもう翌日には原稿を出したのです。すると、デスクの人がたいそうよろこんですぐに掲載してくれて、それを読んだNHK出版（当時は日本放送出版協会）の編集者から単行本の依頼が入ることになったのです。

仕事を前倒しすることによって、関連する出来事のすべても前に倒されていき、仕事に追い込まれないことで心に余裕も生まれます。心に余裕が生まれると、頭も冴えて、さらにエネルギーが湧いてくるようになるのです。

このように次々と前倒しを続けた結果、これまでおよそ600冊以上もの本を出すことができました。「大手出版社からしか出さない」という先生もいらっしゃるようですが、わたしはそんなことにまったく価値を置いていません。

仕事でも生活においても、小さな出来不出来というものにかかずらっていると、心が乱れるばかりで、人間も小さくなっていくとわたしは考えています。

みなさんもぜひ、「あの仕事はうまくいかなかったな」「あそこでミスしたんだよな」などと、失敗をいつまでも振り返らないように意識してみてください。それよりも、**いまの仕事を前倒ししていくことに力を注げばいい**のです。

次の行動への勢いが削がれてしまうことこそが、「心の余裕」を奪ってしまい、なによりの損失になるのですから。

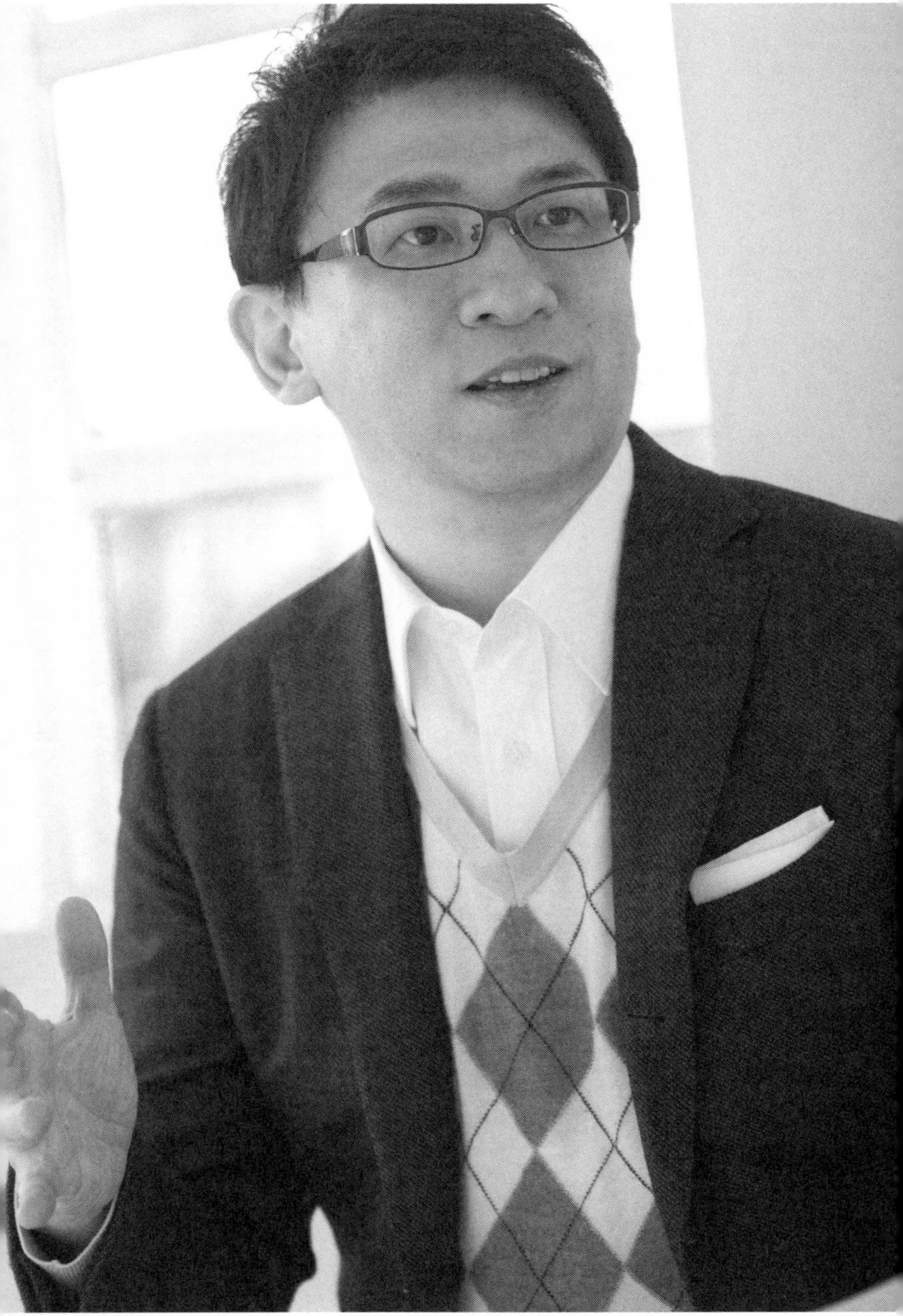

仕事を前倒しすることによって、
関連する出来事のすべても
前に倒されていき、
仕事に追い込まれないことで
心に余裕も生まれます。
心に余裕が生まれると、
頭も冴えて、
さらにエネルギーが
湧いてくるようになるのです

量を確保すると質も向上する

わたしは、画家のパブロ・ピカソを尊敬しています。

ピカソは、自分の絵はすべて未完成だといいます。完成は次の絵でやる。そしてその絵を描きあげたら、また次の絵で完成させようとする。しかし、完成はしない。すべてはプロセスなのです。わたしは、このスタイルは素晴らしいと思いました。

これは先に書いた「ビビらない」にも通じますが、ものごとを自分から崩してしまうことが、いちばんもったいないことなのです。**なにかをして結果がいまいちだったとしても、「まあ60点くらいなら合格かな」と考えることが大切**なのです。

もちろん、60点以下の出来なら多少は反省しなければいけませんが、日本人はとくに、なんでも80点、90点、下手すれば100点を目指してこだわってしまいます。でも、そんな姿勢でいると仕事は遅くなるばかり。出来不出来については、とりあえず60点くらいのもので進めて、のちに修正して100点に近づけていけばいいのではないでしょうか。

比べようもありませんが、あのイチローさんだって、ヒットを打つために失敗を7

割もしている。日米通算4000本安打を記録したとき、4000のヒットを打つのに8000回以上は悔しい思いをしてきて、それと常に自分なりに向き合ってきた事実は誇れる、という発言をしています。イチローさんは、そこからの修正を続ける粘りと勇気が凄かったのでしょう。

修正継続型の仕事のスタイルに変えると、あなたの仕事量は一気に増えていきます。でも、なぜ60点くらいの内容で量を目指すことがいいのでしょうか。

それは、もっとも大事なことは「試合に出ること」だからです。

プロ野球選手なら、文字どおり試合に出なければヒットが打てませんし、勝ち星がつくこともありません。わたしのような本の世界でも、売れていなければ次のオファーはこないでしょう。東大出身の先生だから偉いとかそんなことはまったく関係がなく、大切なのは厳しい市場にさらされて勝負できるかどうかなのです。

だからこそ、わたしはいつも「研究者だからといって専門書しか書かない」「わかる人だけわかればいい」という態度ではいけないと考えています。自分の知見を、できる限り多くの人に伝えるためには、「たくさん本を書く」ことが、まず必要なことだからです。

すると、気持ちがどんどん攻めに入っていくので、心を楽にして仕事をすることができます。そして、出来が80点だとか100点だとかを考えるのではなく、自分なりの合格点を出したら、すぐに次の攻めを考えるようにしています。

終わった仕事のことを考えていても、あまり意味はないのです。

また、「量」を基準にすることで、もうひとつ見逃せないのは、**量が溜まればやがて質的な変化が起きる**ということです。

これが「量質転化」という弁証法の論理です。そこを追究すると、いまでは否定されがちな1000本ノックのような練習も実は意味があったことがわかります。しごきやいじめが横行したために、その練習法の本質的な部分まで否定されるのは残念なことです。

思えば、先のイチローさんの名を世界中に知らしめたのは、なんといっても「安打数」でした。それまでほとんどの名選手たちは打率での競争をしていましたが、イチローさんだけが、はじめて200本という安打数を目標にしたのです。野手なのに打率にこだわらない姿勢を見て、わたしは「プロの世界に生きるバッターでも、目標を変えることができるんだ」と衝撃を受けました。

そして、イチローさんがそれを目標にしたことで野球界の常識が変わりました。イチローさん自身も失敗を恐れなくなったといいます。なぜなら、打率をキープするにはやはり難しい球に手を出さないほうがいい場面もあるからです。でも、安打数を多くするためには、難しい球だろうがなんだろうが、「自分にとってのチャンス」があれば打つほうがいい。

四球を選んだりするくらいなら、打って出る。その積極的な姿勢というものが、あれだけの大選手をつくったのです。

そして、これはまさにきた球を打って量を確保することで生まれた「量質転化」の最良例といえるでしょうし、わたしたちに多くの示唆を与えてくれるものだと思います。

実年齢は忘れてしまおう

年を取るにしたがって、誰もが衰《おとろ》えや老いを感じます。でもわたしは、年を取ると、その分**経験が積み重なることで、仕事の「段取り力」や人間関係に配慮できる力などが増えていき、実はプラス面のほうが大きい**のではないかと考えています。

たとえば、若いころはあれほど人間関係をうまく築けなかったわたしが、いまでは大学の人間といいさかいを起こすことなどまったくありません。それは、年を取るにしたがって、まわりの人と良好な関係を築くための合理的なつきあい方が身についたからでしょう。

年を取ると様々な衰えがやってくるというのは、多くの人が思い込んでしまっているだけなのかもしれません。

もちろん、判断するスピードが衰えたり、単純作業が遅くなったりすることはあります。それでも、大局的な判断力は衰えないし、むしろ重要なのはこの大局観のほうです。

たとえば、「この仕事はなくてもいいのではないか」と判断できると、それだけで一気に1週間分の仕事を1日に短縮することができるなど、効率がどんどんよくなることも起こり得ます。人間関係でも、「あの人さえ押さえておけば大丈夫だ」と判断できると、かなりの量のエネルギーロスがなくなるでしょう。もちろん、それにともなって心のストレスも減っていきます。

その意味では、**わたしは実年齢を忘れてしまってもいいとすら思います**。

健康に気をつけるのは若くても同じですから、実年齢にこだわってもあまり意味はありません。老いや衰えは個人差が大きいので、あくまで自分の基準で、若々しくいられるコンディショニングを重視すればいい。

これまでの経験値を駆使して生きていくと決めると、老いることが怖くなくなります。自分に本当に必要なものがなにかがわかってきて、理想ばかりを追っていつまでもキリキリするのではなく、欲望も整理されていき、シンプルライフに近づいていくのです。

たとえば、自分には本だけあればいい、映画さえあればいい、散歩があればいい、山登りがあればいい、釣りさえあればいいというように、「これさえあれば大丈夫」というものをひとつだけでも見つけておけば、なんの問題もありません。

子どもを育ててやがて孫と触れ合う生活に幸せを感じる人は、そうしたライフスタイルを優先させた選択になるでしょう。それぞれの幸福のあり方が見えてくる年齢があるのです。

わたしもこれまでに60年間を生きてきて、**そもそも人生自体が複雑なものではなく、むしろシンプルなものではないかと感じはじめています。**自分なりに押さえるべきものを押さえて生きればいいのです。

シンプルかつ大切なものを明確にしていると、心に安定感が生まれます。そして、精神的な安定感があると、必要なときに新しいチャレンジもしやすくなる。

お金も知恵も名誉も大事かもしれませんが、けっして絶対的なものではありません。**自分にとって大切なことに自分なりに納得できれば、ますます「心穏やか」に生きることができる**のではないでしょうか。

「上機嫌」でいることが身を守る

そして、ある程度の年齢になったら、**毎日を「上機嫌」で過ごしていきましょう。**

笑顔で機嫌よくしているというのは、わたしはその人の資質ではなく、もはや「マナー」だと捉えています。

実は、上機嫌でいようとすることはストレスになりません。上機嫌にしている人は余計な危害を加えられにくくなり、自分の身を守るセーフティネットにもなります。上機嫌でいるほうが安全なのです。

そのうえで、人と感じよく雑談ができれば、さらに楽しく毎日を過ごせるようになります。話すのが苦手だと思い込んでいる人も多いのですが、なにも難しいことではありません。相手の「好きなもの」について話していれば必ず盛り上がるし、次に会ったときにも同じように話題にするだけで、「よく覚えていてくれたね！」となるはずです。

わたしは、大学で1年に2回ほどしか会わない先生と凄く仲良しです。なぜなら、その先生は山登りが大好きなので、「今年はどこに登りましたか？」と聞くだけで、面白い話をたくさんしてくれるからです。わたし自身はとくに山登りが好きなわけではありません。でも、その先生の話を聞くのは非常に面白い。それこそ、相手が「これさえあれば大丈夫」と思って打ち込んでいることなら、話も本格的だし興味が尽きません。

そのようにして人間関係がよくなると、もしなにかあったときにも、その人が「大丈夫、僕が代わりにやっておくから」などと援護射撃をしてくれます。

そんな良好な人間関係をつくるためにわたしがやったことは、単なる雑談だけです。機嫌よく、「心穏やか」に楽しく話しただけで、特別なことはなにもしていません。

そうして雑談をしていると、その人のミスを許せるようにもなります。いま雑談したばかりの人がミスをしたら、思わずフォローしたくなるから不思議なものです。

ただし、もしメンバーが10人いたとしたら、それぞれと雑談するネタをひとつでいいので持っておく必要があります。相手の好きなものについて10人分知っておけばいいのです。相手が犬好きなら犬、スポーツ好きならスポーツ、音楽好きなら音楽、スイーツ好きならスイーツという具合に。もし相手がアイドルの大ファンなら、そのアイドルの話題を振るだけで毎回かなり盛り上がるでしょう。

そのように、**相手の好きなものに興味を持って、日々雑談することを心がけるのが人生のプロ**なのだとわたしは思います。

なぜなら、それがセーフティネットとなって仕事や人間関係を円滑にし、ストレスが少ない環境を自分で生み出していくからです。笑顔で雑談できる時間と人的環境を自分でつくりながら、自分だけでなくお互いの心を穏やかにしていくこと——。

本来、人間関係はそのくらいシンプルなものでいいのではないでしょうか。

シンプルな判断基準で身軽に行動する

心を穏やかに過ごしていくためには、たくさんのストレスや人間関係のしがらみなどを、しなやかに流していくことが大切です。

「少しのことなら流してしまおう」

そんな姿勢を身につけると、次の行動へとスムーズに進みやすくなります。わたしは、そんないい「流れ」を、自分から止めないことも大切だと考えています。勝っているときはやり方を変えない。これを、中学生のときに名選手のチルデンの『ベター・テニス』（ベースボール・マガジン社）という本から学びました。心理学者のミハイ・チクセントミハイも、「フロー」という概念《がいねん》で流れの感覚の重要性を説いています。

あるいは**周囲になにかのいい流れがあれば、それに乗ってみるのも得策**です。

たとえば、自分に与えられた役割がちょっと嫌だったとしても、まわりのみんながそれでうまく動いているなら「少しくらいならいいか」と考えてみるのです。自分がある程度納得して判断することができる基準さえシンプルに決めておけば、自分の行動に後悔がなくなっていきます。

人はなぜ、自分の行動を後悔してしまうのでしょうか?

それは、価値基準が複数あることで気持ちが揺らぎ、なにを選んでもほかの選択肢のほうがつい気になってしまうからです。

だからこそ、自分の判断基準を決めておくことが有効になる。「常に儲かるほうにする」という、ブレない基準を持つ人もいるかもしれません。そうすれば、結果的に儲からなかったとしても、一切の後悔が残らないはずです。「常に面白いほうを選ぶ」。そんなシンプルな基準でも、後悔がなくていいと思います。

「これは業務だから仕方がない」ということですら、人によってはひとつの心の整理になります。そんなシンプルさを、自分なりに目指していくことが大切なのです。

いろいろなものを流しながら、人間は生きています。空気を吸っては吐き、食物を食べては排泄しています。同じように、感情もすべて流していきましょう。感情をひとつの箇所に滞らせないように、流して、流して、流していきましょう。

わたしがこれまで数々の失敗をしてきたのも、そのほとんどは感情が滞っていたときに起こりました。そこで先にも書いたように、人のオファーにできるだけ応えて、テキパキこなしていく流れがいいのではないかと思うにいたったのです。自分ひとりで溜め込まずに、チームの流れのなかでリズムのよさを重視していけばいい。

そうすれば、仕事はもちろん流れていくし、それに伴って心と体の重荷も流れていき、やがて人間関係も流れていきます。

去る人は去るし、また新しい友人もできるのです。その時々で、つきあう人も変わっていくでしょう。

もっとも避けるべきは、「あの人がいなければ」「あの人でなければ」という固着した姿勢です。固着すると次の動きが鈍くなり、思考も行動も幅が広がりません。いつまでも過去の失敗や成功にこだわることも同じです。

人生というものに、「これでなければ」ということはありません。ひとつの考え方にこだわらずに、明るく身軽なテンポのよさで、さっさと次の道へと進んでいきましょう。

「なにかが足りない」と思っていても、たいていの場合、前に進んでいればなんとかなるものです。

「向上感」があれば今日も楽しく生きられる

わたしの父は読書家だったので、子どものころは家に本がたくさんあり、外に出かけても必ず書店に寄ってわたしになにか1冊買ってくれました。また、小学校にもいい先生がいて、よく図書館に連れていってくれました。読書マラソンのように読んだ冊数をグラフにしながら、年間に200冊は読んでいたと思います。

そんな環境に恵まれたので、わたしにとって「本のある生活」はあたりまえのものでした。

だから、２０１７年度の調査で本を読まない大学生が5割を超えたという事実（全国大学生活協同組合による「第53回学生生活実態調査」）は、わたしにとって衝撃的でした。それでは、いい仕事なんてできるはずがありません。

なんとなく人柄が穏やかで優しそうに見えていても、それは脳が活性化していないだけかもしれない。常に思考し、アイデアを出さずにはいられないくらいに活性化した脳をつくるためには、読書はどうしても必要な基礎トレーニングだとわたしは考えています。運動選手が必ず筋力トレーニングで体をつくるように、知性の土台をつくるのが読書なのです。

そこでわたしは、授業で大学生に本を読むように追い込むことにしました。

すると、週1冊、3冊と追い込んでいくごとに、みんなすらすらと読むようになっていったのです。

「先生、本ってこんなに面白かったんですね！」

そんなことをいわれて、感謝されるようにもなりました。このように、自分が好きなことだけをするのもいいのですが、ときには追い込まれるようなトレーニングの要素を生活のなかに入れていくことで、自分が成長し、「向上している感じ」を得ることができます。

そして、この感覚こそが、わたしは精神安定につながると考えているのです。つまり、心を穏やかにしたいなら、止まるのではなく学ぶことです。

学ぶと心が安定します。

身体的な向上であれ、技の向上であれ、読書による知性の向上であれ、「昨日より今日のほうが伸びている」と思える人は、必ず精神が安定しています。向上心を持つというよりは、「身体感覚として向上している実感」を持つことこそが、精神安定の鍵なのだとわたしは思います。

いわばこれは、「向上感」です。

向上感があると、毎日をご機嫌に過ごせます。向上感には、自分がなにか新しい存在へと変わっていくワクワクする感じがあって、それがあれば毎日楽しく生きられるのです。そして、向上感はストレス耐性もつくってくれるでしょう。

いちばん「向上感」を持っているのは、子どもたちです。

小学校もまだ低学年の子たちは、あまり精神的には悩みません。いつも生き生きとして目を輝かせて、「これ、学校で習ったんだ!」と騒いでいますよね。

わたしたちの**誰もがかつて持っていた、あの「向上感」をいまこそ取り戻すとき**です。

それが、ストレス社会における「心穏やか」な過ごし方にも、大きく影響を与えることでしょう。

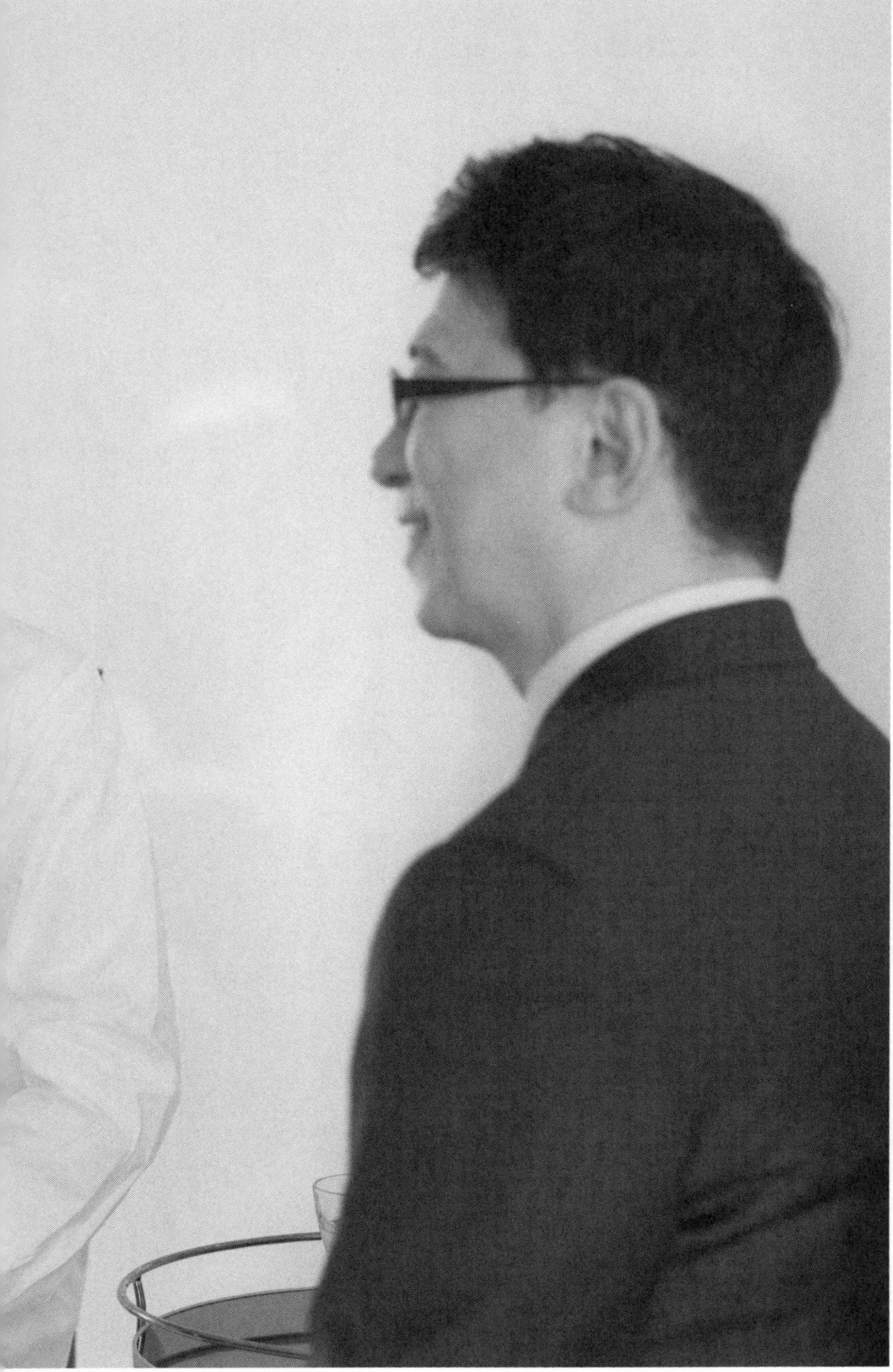

小林弘幸
×
齋藤 孝
対話
【PART1】

「日本人はどこへ向かうのか」

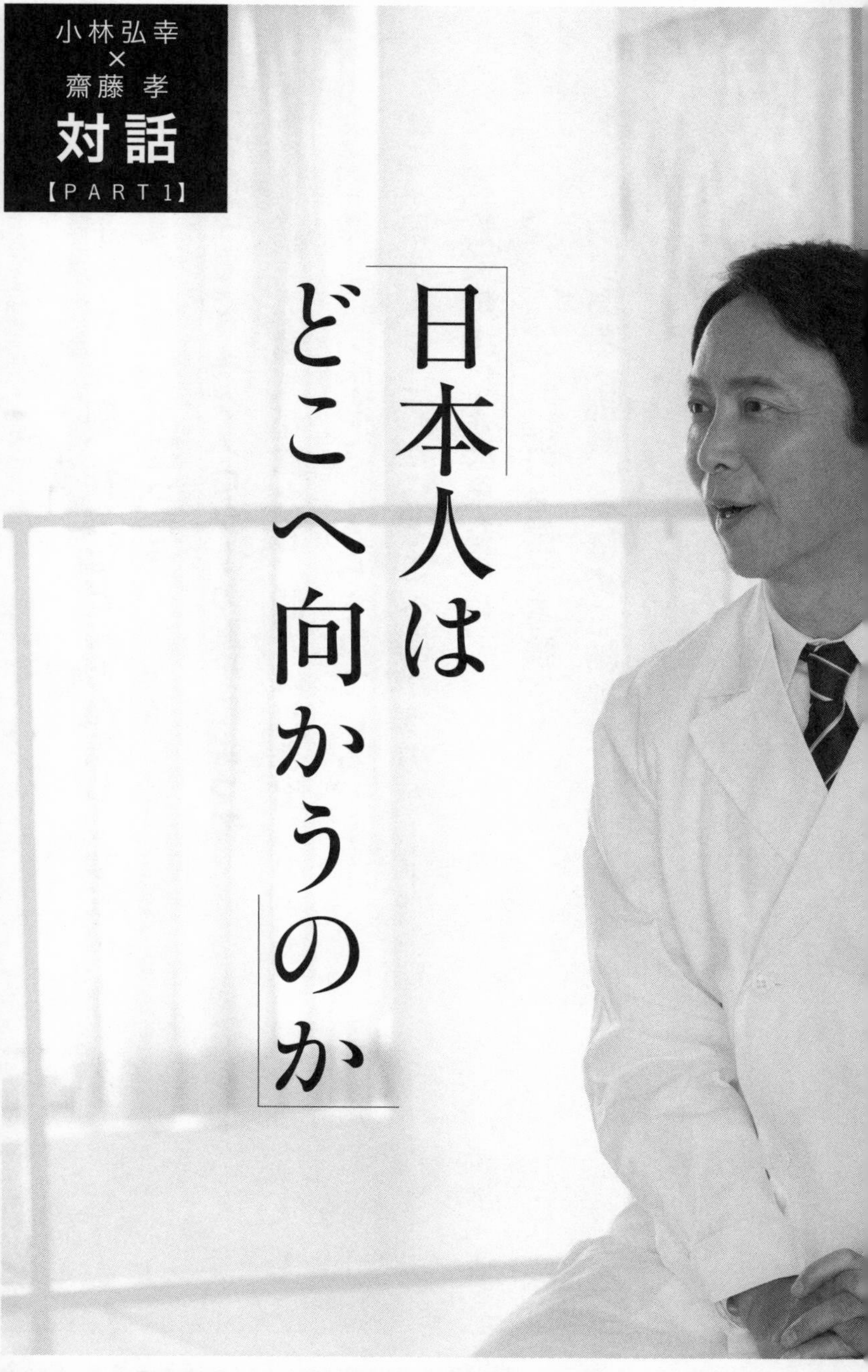

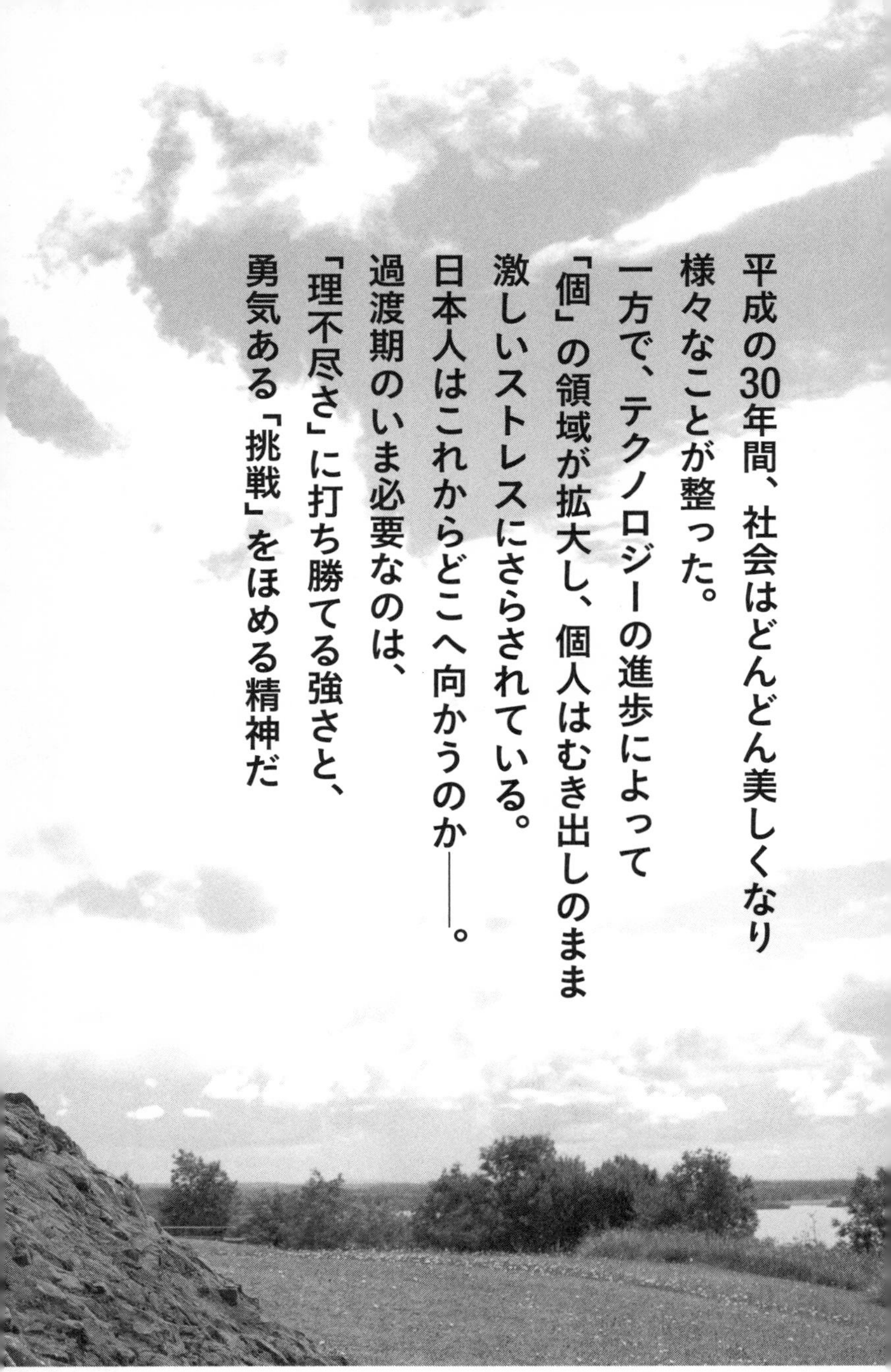

平成の30年間、社会はどんどん美しくなり
様々なことが整った。
一方で、テクノロジーの進歩によって
「個」の領域が拡大し、個人はむき出しのまま
激しいストレスにさらされている。
日本人はこれからどこへ向かうのか——。
過渡期のいま必要なのは、
「理不尽さ」に打ち勝てる強さと、
勇気ある「挑戦」をほめる精神だ

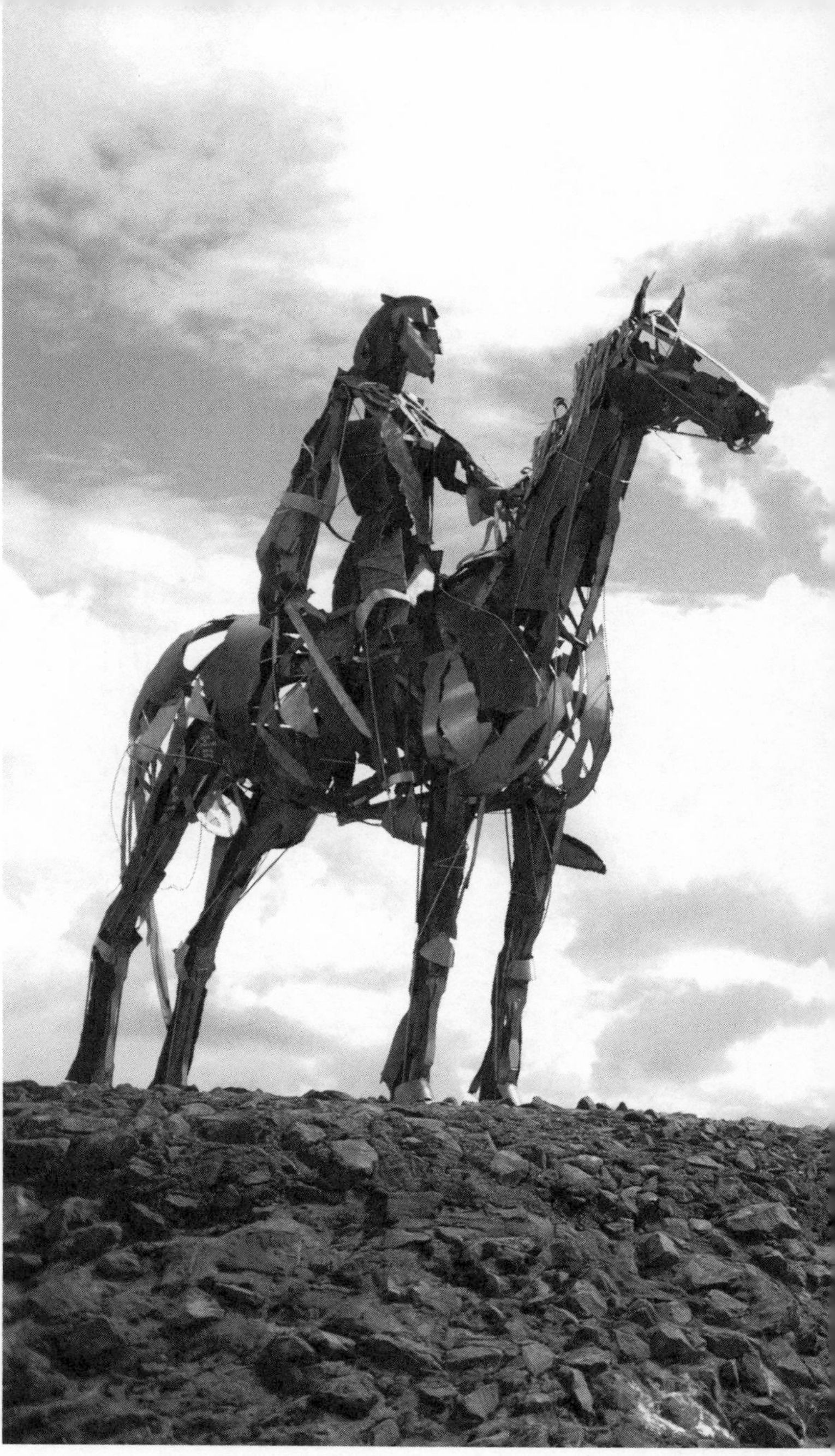

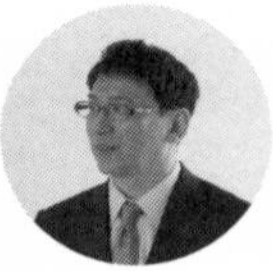

人生には修行期間が必要

齋藤　小林先生は、いつもエネルギッシュでシャープな印象がありますね。てきぱきと判断が速いのに、その場にいる人に対していろいろと細やかな気を配れる配慮の力もあります。たとえば、レストランで食事をして料理が出てきたら、ささっと立って全員分を取り分けたりされますよね。一緒に食事をさせていただいたとき、その手早さに驚きました。

小林　学生時代は、野球部、ラグビー部とずっと体育会系で育ち、かつその延長線上のような外科の道に進みましたからね……(苦笑)。むかしからの悪いくせで、自分のことは必ず後回しにしてしまうんです。

齋藤　ああ、なるほど！

小林　わたしの齋藤先生の第一印象は、穏やかさと安心感があって、簡単にいうと不快感が一切ない人だなと思いました。話すスピードがゆっくりしていて、表情も穏やかでしょう？　だから、まわりの人をホッとさせるんですよ。わたしのまわりの外科医は、いつも戦闘態勢にあるような気性の激しい人ばかりだから、齋藤先生のような人はわたしにとって凄く珍しいのです。外科医は職業柄アドレナリンが出過ぎて、攻撃的になっているのでしょう。

齋藤　ただ、自分自身ではアドレナリンが出やすいタイプかなと思っていました。

小林　言葉を多く語ることなく、それでいてインパクトを十分に出すことができる。どちらかというと、齋藤先生はセロトニンがたくさん出ているのではないでしょうか。

齋藤　小林先生はやはり外科医だからか、判断の速さがとにかく凄い。「どうしましょう？」とみんなが迷うようなときにも、スパスパとものごとを決めていく。そのスピード感が、まさにプロの「段取り力」のように思われます。穏やかでいつもにこやかなのに、スピードが速い。

小林　医局長時代が長かったですからね。医局長というのは、全体で7科もある外科に属する教授たちをまとめる役割をしなければなりません。一人ひとりの行動がもの凄く速いので、それこそすばやく予定などを決めていかないと、先にどんどん用事を入れられてしまうんです。ちょっとの隙も逃さず予定を決めていく感じでした。

齋藤　そんな役割をされていたのですね。どうりで。

小林　でも、もともとわたしは、人に気配りなんかできない人間でした。ところが、外科に入って徹底的に鍛えられた……。むかしは、食事というのは上の人から食べるもので、若い者はそもそも「食べるな」くらいの勢いでしたよ。とにかく上の人への気配りに集中していましたが、あれが意外とあとになって役立ちましたね。だから、人間って徹底的にやると案外いくつになっても変われるものだと考えています。ただし、自分で「そうするんだ」という決意をしないと無理ですけどね。

齋藤　たとえば、「みんなより先に食事をしない」と決めて、まずまわりに配る役に徹する。

小林　そう、たったそれだけなんです。

齋藤　「これが美味しいですよ」なんて話しながら、ささささっと全員分の皿をつくってくれる。あれにはちょっと驚きました。

小林　やっぱり外科には重鎮《じゅうちん》がいたので、どんなときも注意を払っていました。でも、それもわたしたちの世代までかもしれません。下の世代ではガラッと雰囲気が変わりましたから。

齋藤 激しいのは外科の特徴ですか？ それとも医師そのものの特徴？

小林 外科の特徴でしょうね。たとえば小児科の先生たちは、どちらかというと齋藤先生に近くて、お母さんたちが話してホッとするような人が多いかもしれません。外科医と小児科医では、もう、まったく生き物がちがう感じで……。

齋藤 わたしは、医師になった人が「どの科を選ぶか」ということに興味があります。なぜなら、職業選択は自らの意志で決めるわけだから、自分の気質と相談することが大きいだろうし、自らの気質とどうつきあうかは、生きていくうえで大切なポイントだと思うからです。その点、外科は小林先生の気質に合っていたということですか？

小林 残念ながら、合ってはいなかったですね（笑）。でも、自分を鍛えるのにはいい場所だったと捉えています。

齋藤 人生のある時期には、そんな「修行期間」があるほうが、あとあと楽になりますよね。

小林 そう思わないと、とてもやっていけなかった。でも、たしかに快適な環境にばかりいたら、おそらく本書をつくるような機会もなかったでしょう。厳しい環境にいて、「どうやって生きていこうか?」といつも考えていたからこそ、こういう機会に恵まれるわけです。もう、日々が地獄でしたから。

齋藤　日々が地獄ね……（笑）。いま書店に並ぶ小林先生の本は、すべて地獄の日々のなかで培われたメソッドなんですね。

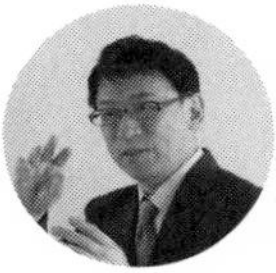

30年で失われた「蛮勇」と「コミュニケーション能力」

齋藤　令和へと元号が変わりましたが、わたしは平成時代に失われたのは「蛮《ばん》勇《ゆう》」、つまり野蛮な勇気だと考えています。くだけていうと、「バカをやる」というやつですね。同じ大学に長く勤めていると、若い人たちがエネルギーを外に出して、「バカなことでもいいからやってやろう!」という感じが減っていったのがよくわかります。マナーがとてもよくなって、どんなことにも加減するようになってきた印象を受けます。実は、これにはSNSの影響が大きい気がしています。SNSによって人間関係が劇的に変わったんですよ。

小林 インターネットというより、SNS?

齋藤 インターネット自体からは、「情報社会だ」といわれながらも、たいした情報を得ていないはずです。学生たちも検索は一応するものの、意外と調べ切れていないなという印象があるからです。ただし、SNSでのやり取りを頻繁に行っているので、そこにそれ以前の世代との大きなちがいがあるのかなと感じています。より端的にいうと、メンタルが繊細で、人間関係において傷つきやすい学生が増えました。逆に、先生のほうが気を遣って接している感じです。

小林 それはいつごろから変わってきたのですか?

齋藤 1990年代前半のころは、先生たちもまだそれほど学生に気を遣っていなかったですね。仮に多少乱暴な物言いをしても、ふつうのこととして受け取ってくれたし、飲み会の場などでも学生のほうこそお酒を飲み出したら止まらないような豪放な感じがありました。おそらく変化しはじめたのは、携帯電話が広まっていった2000年代に入ってからです。

小林　なるほど。わたしが平成時代で失われたと感じているのは、「自己犠牲的な感覚」ですね。むかしは自己を犠牲にしてでも、より大きななにかを達成しようとする感覚がありましたが、いまは自分と他者の領域を明確に分けるようになったと思います。たとえば、セクハラやパワハラがさかんに問題にされるようになり、もちろんそれはとても大切なことですが、一方で、表面的な倫理や体裁ばかりを整えるようにもなりました。

齋藤　かたちだけを守って、本質的な考え方や価値観は変わらないままということですね。

小林　また、コミュニケーション能力も欠けてきていると感じます。メールやＳＮＳなど文字で頻繁にやり取りするためか、単純に話すのが下手になった。電車に乗ったらみんなスマホを見ていて、あれはちょっと異常な雰囲気に思えます。

齋藤　電子書籍を読んでいる場合もあるのでしょうが、電車で本や新聞を読んでいる人はあまり見かけなくなりましたね。

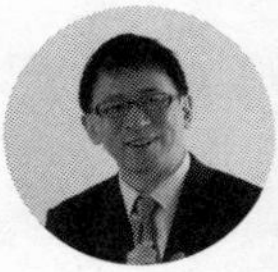

平成はいろいろなものが「整った」時代

齋藤　逆に、平成のポジティブな面としては、社会全体がとてもきれいになりましたよね。わたしは、むかしの昭和の映像を観るときに、必ず公衆便所の臭いを思い出しながら観なければいけないと思っています（笑）。平成になってから圧倒的にトイレがきれいになりました。もちろんトイレだけでなく、大学もきれいになったし、あのバンカラな明治大学がホテルみたいになって、いまでは女子学生に人気がある大学のひとつになったほどです。そのうえ、学生のマナーまでよくなって、その意味では、平成時代というのは「整った30年」だったのかもしれません。昭和の粗暴さがなくなった30年とでもいいましょうか。昭和のドラマなんて、それこそパワハラとセクハラだらけで、いまでは放映できませんよね。

小林　『寺内《てらうち》貫《かん》太郎《たろう》一家《いっか》』なんか地上波ではきっと無理でしょう。

齋藤　叩いて、叩いて、家のなかで毎日戦っている（笑）。

小林　無駄もなくなりましたね。乗り物からコピー機までなんでも速くなったし、それこそいまはＰＤＦで資料が送られることが増えてペーパーレスが推奨されています。でも、無駄がなくなって生まれた時間に新しい仕事が入ってきて、トータルの仕事量自体はそんなに変わっていない感じもします。また、この30年で医療は劇的に変わりました。高度先進医療といって、アメリカで手術支援ロボットのダヴィンチが開発され、日本では１９９０年に腹腔鏡手術もはじまりました。お腹を開けて行う手術と開けない手術では、リカバリーがちがいますから。

齋藤　それは当然、開けないほうがいいのですね？

小林　もちろん高度な技術を要するので簡単ではありませんが、まったくちがいますね。さらに、決定的な進化は遺伝子治療が動き出したこと。医学の世界では失うものはなく、どんどん進化しています。教育の世界では、テクノロジーの進化との関係はどうですか？

齋藤　大きな変化の波は教育界にもきています。中学校や高校では生徒全員にｉＰａｄのようなタブレット型端末を用意する学校もあって、その場で検索したり映像を観たりしながら授業を行っています。描いた内容をデジタルに変換できる電子黒板もあるし、生徒がデジタルツールを使って学んだことをプレゼンテーションする機会も増えています。先に、小林先生は「コミュニケーション能力が欠けてきた」といわれましたが、教育現場ではそれを補うように、自ら人前で話すプレゼンテーション力を重視する流れになっています。

小林　この30年のあいだには、様々な他者と出会う機会が増えて、社会に多様性も生まれましたしね。

齋藤　おっしゃるとおりです。日本はこれまである程度うまくいっていた国なので、とくに社会や教育システムを変えなくてもいいと思っているうちに、周辺の国々が急速に伸びてきた。そのような環境下で競争力を維持し、幅広くコミュニケーションを取るという意味で、教育の方向性は、主体的かつ対話的な学びや、問題解決力の養成に傾いています。いってみれば仕事に必要な能力ということで、これには批判もありますが、グローバルな流れに取り残されてはいけないという思いもわかります。

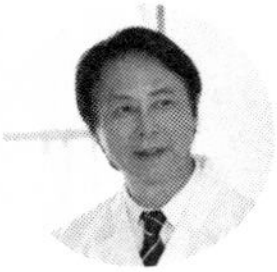

ストレスに弱くなったのは志が弱まったから？

齋藤　若者に対する教育面ではそのような動きですが、小林先生はいまの大人たちに欠けているものを、なにか感じることはありますか？

小林　やはり、ストレスには弱くなったのではないでしょうか。むかしに比べて過保護に育ってきたことに加えて、いまは情報量が多過ぎてそれを処理する人間の能力が追いついていないようです。ときが経てば、情報処理の遺伝子が発現して新たな能力が生まれてくるでしょうから、次世代ではより楽に情報を処理できるはずです。しかし、いまは入ってきた情報をすべて受け止めている状態で、どうしても体にストレスがかかるのでしょう。

齋藤　まさに転換期ですね。たしかに、テクノロジーの進化に人間の能力が追いついていない面があります。スピード感は劇的に増しているのに、脳の処理速度などが十分ではない印象は受けます。わたしは、この30年で「摩擦熱」のようなものが生まれた気がしていて、多くの人がそのストレスに圧倒されていると感じています。

小林 自分の行動にもっと強い動機を持てれば、ストレスも緩和されていくとは思うのですが……。

齋藤 なるほど。先に小林先生がいった自己犠牲の精神というのは、わたしはある意味では「志」だと思うのです。

小林 なにか自分より大きなものや、多くの人のために行動するような？

齋藤 はい。たとえば、医師のなかには、患者さんを治すために放射線を浴びながら治療する医師もおられますよね。そんなところにこそ、わたしは「志」があるのではないかと見ています。もしかしたら、多少自分を犠牲にしてでも公に尽くすことを選ぶ人が減ってきているのかな。実際に、官僚として国のために働こうと考える人はどんどん減っているし、儲けたいならデイトレーダーのほうが収入は高いでしょう。国を支える意識と志が、薄れていくのを感じています。わたしはそんな志や公共心が弱まっていることが、実はストレスに弱くなっていることと関係しているのではないかと分析しているのです。

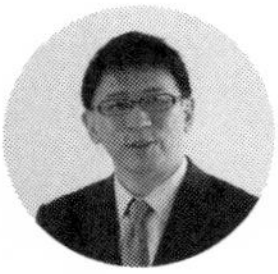

日本人の強みは、品質に「貪欲」であること

小林　志や公共心を持つことで、ストレスに対する耐性ができていくというお話を伺っていると、公共心というものと、ＳＮＳなどプライベートな領域の拡大との関連性もありそうです。

齋藤　それは間違いなくあるでしょう。多くの人はスマホを使って、基本的にはプライベートな関心事にアクセスしていると思います。たとえば、ＳＮＳで友だちとずっとおしゃべりし、ＹｏｕＴｕｂｅでプライベートな関心事を検索して閲覧するということですね。つまり、私的な精神領域がもの凄く拡大し、活動中の時間のほとんどを占めるようになっているのです。

小林　むかしは、みんなでひとつのことをやる機会が多かった。

齋藤　そうなんですよ。たとえば、大縄跳びやラジオ体操のように、みんなでなにかをやることが昭和の風土でしたよね。それこそ、みんなで遊ぶ、みんなで野球をやるというように。その背景には、親の世代に戦争体験者が多かったことがあると思います。つまり、「この国をどのようにかたちづくっていくか」という問題が、あたりまえのように目の前にあったわけです。「この船が再び沈んだら終わりだ」という意識でみんながまとまっていたから、東京オリンピックや大阪万博も異様なまでに盛り上がったのです。「まずやるべきは自分のことではない」という意識が、自然と背景にあったように思えます。

小林　いまは、オリンピックもそこまで盛り上がっていないですしね。でも、日本人は真面目な国民性なので、目標が決まれば最終的にはまとまるとは思いますけどね。もちろんこれは、日本の強みでもあります。一方で、いまは海外から移民や労働者がたくさんやってきて、本当の意味で国際化しました。そして、個々のプライバシーが重視される時代に団結といっても、本当にまとまれるかどうかは疑問も残ります。齋藤先生は、日本人の強みはなんだとお考えですか?

齋藤　心の穏やかさとは対照的かもしれませんが、ある意味では、「とどまることを知らない欲望」が強みでもあるのかなと思います。たとえば食の欲望がそう。世界中の美味しいものを、これだけのレベルで食べられる国はまずほかにはありませんよ。冷凍食品やコンビニのスイーツなども、恐ろしいほどにレベルが上がり続けています。その貪欲なまでの食に対する欲望。単なる食欲ではなく、品質の高いものを要求し、それをつくり続ける貪欲さですね。この国で美味しいとされるものは、どの領域でも世界トップクラスです。質をとことん追求する日本人の欲望は、やはり大きな強みではないでしょうか。

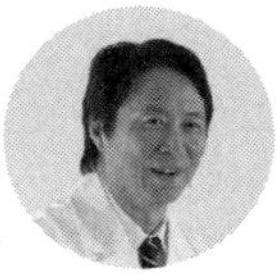

雑菌や理不尽さに触れる必要もある

小林　消費者が要求するもののレベルが高いということですね。衛生面でも、これだけクリーンに衛生管理をしている国はないですよ。そのため、逆に日本人は感染症には弱くなっています。昭和のわたしたちの世代では井戸水などを飲んでも平気でしたが、いまの子どもたちはまったく飲めませんからね。すべてミネラルウォーターになって、世界的に安全性が高いとされる水道水ですら飲まなかったりする。だから、免疫機能はとても弱くなってきています。

齋藤 水がペットボトルで売られるなんて、ちょっと想像しにくかったですよね。

小林 赤ちゃんを育てるときも、多少汚いところで育てたほうが強い子になる。きれい過ぎる環境で育つと、環境の変化に適応できなくなってすぐにアレルギーが出てしまうのです。

齋藤 ある程度、雑菌がもたらしていた効用があったということでしょうね。アレルギーは、いまが相対的に多く見えるのではなく、実際に増えているのですか？

小林 実際に増えています。それはなぜか？ いろいろな環境に慣れていないからです。たとえば、小さいときからいちど床に落としたものを口に入れたり、屋台や屋外などでものを食べたりすることでいろいろな菌が体内に入ってくれれば、そのぶん免疫機能が働きます。ところが、きれいなものだけを体内に入れていると免疫が働きません。要するに、いまの子たちは「訓練」されていないのです。

齋藤 その影響は大きいそうですね。実はむかし、『雑菌主義宣言！』（文藝春秋）という本を出したことがあるんですよ。いろいろ雑多なものに触れていないと心が弱くなるという観点から、「心の免疫力を高める」という趣旨で書いたものでした。実際に、体と心は連動していますよね。

小林　一緒のものですよ。たとえば、いまの若い子は怒鳴られるとそれで心が折れてしまい、すぐ会社を辞めてしまうようなことがあります。なぜかというと、単に怒鳴る人が少なくなったので、たまたま怒鳴られるともの凄く怖くなってしまうからです。これもいってみれば免疫がないということ。

負荷をかけるからこそ成長できる

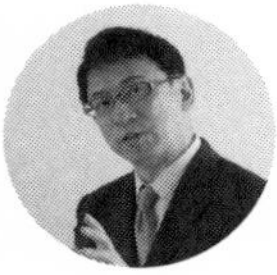

齋藤　若い世代を指導されるときに感じることはありますか?

小林　いまの子たちは、論理的に納得できないと動きません。それこそむかしは、

「いいからやれ」といわれるだけでした。おかげさまで、部活のうさぎ跳びで膝《ひざ》を痛めた人はたくさんいると思いますが……（苦笑）。

齋藤 ただ、ある程度の理不尽さを体験したほうが、そのあと社会では強く生きられますよね。なんの理不尽さも受けつけないとなると、組織などに入ってもきついことが多いはずです。

小林 ちょっとしたことで、心が折れちゃいますもんね。

齋藤 「理不尽さとの戦い」が社会には厳然として存在するのに、社会に入る前の段階で理不尽さを排除するのは、逆に若者にとっては酷なこと。むしろ、免疫療法のように適度に理不尽さに慣れていくことも必要なのかもしれません。

小林 先生は、そうしたことを、たとえばシステムとして教育に組み込んでいけるとお考えですか？

齋藤 一律に仕組み化するとなると、それは難しい問題ですね……。ただ、わたしは教育というのは、多少追い込まれる必要があると考えています。なにかハードルにぶつかったときに、それを乗り越えていくことの連続が学習だということですね。筋力トレーニングと似ていて、いきなり重い負荷をかけるのはよくないのですが、多少の負荷をかけないと意味がありません。軽い負荷を少しずつかけていきながら、ときどき先生が「無茶振り」をする。そんな適切なバランスで負荷をかけていくことが、教育、または教師に必要だと見ています。

小林　そうした面が、いまの小中高の教育現場に欠けている部分なのですか？

齋藤　そうですね。ただ、それ以前の問題もあるようです。わたしが教えているのは、主に教師になろうとしている学生たちです。教え子である中高の教師に会ったとき、自分の生徒たちがすぐに「お腹が痛い」という、とこぼしていました。過敏性腸症候群《かびんせいちょうしょうこうぐん》の生徒の数が多くて、もうクラスの3分の1くらいはそうなのではと思うくらい、みんなすぐにお腹が痛くなるらしい。あとは、立っているとすぐ倒れてしまう子も多いとよく聞きますよ。

小林　具体的な教育の仕組みをつくるとなると難しいこともあるのでしょうが、やっぱりストレスに対応できていないのですね。ちょっと環境が変わってしまっただけで、すぐに不調になってしまうのでしょう。

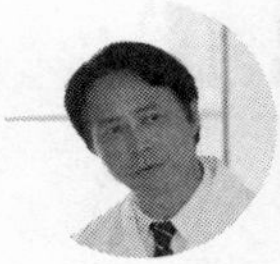

プレッシャーを与えて挑戦をほめる

小林 ただ近年、わたしがいい傾向だなと感じることもあります。むかしはとにかく痛い目に遭わせて厳しく育てるような教育が多くて、そんななかから這い上がってくるスーパーマンもたしかにいました。ところが、本当にそれが正しい方法だったかというと疑問もありますし、指導法が見直される流れができてきたように思います。やはり、ほめて勇気づけてやったほうが人は動くし、伸び伸びと育つことができる。そのあたりをしっかりと上に立つ者は考えなければならないと思いますね。

齋藤 「自分たちの時代はそうやって強くなった!」といっても、そのやり方が正しいとは限りません。

小林 わたしは、1992年にアイルランドに渡ったときに、担当教授にこういわれたのです。「人を動かそうと思ったら、とにかく勇気づけるしかない」と。日本ではそんな考え方はなかったので、それはもう衝撃でしたね。そして実際に、「ダメでもいいんだ」「また明日がんばればいい」と勇気づけると、人って動くんだなと実感しました。だから逆にいえば、「人を伸ばす」にはいい時代になってきたのかもしれない。それと同時に、たまにプレッシャーをかけておかないと、過保護になってものごとに耐えられない人間になってしまう。このバランスが大切になりますね。

齋藤 まさに。実は、やり方は基本的にシンプルなのです。本人にとって少し負荷になることをミッションとして与えたうえで、それができたら絶賛すればいい。ひたすらその繰り返しではないでしょうか。

小林 プレッシャーを与えて、ほめる。

齋藤 プレッシャーを与えたあとは、選択肢はもう「絶賛」しかないのです。思えば、わたしはこの15年ほど、学生たちをほめたことしかありません。ダメ出しもしないし、プレッシャーという意味で少し難しめの課題を与えているわけだから、やってきただけで偉いというわけです。やってきた時点で、拍手するくらいです。

小林 具体的に、いつもどの程度の課題を出しているのですか?

齋藤 たとえば、来週までに『論語《ろんご》』を読んできて集まろうとなったら、もう『論語』を読んできただけで偉いということにする。しかも、わたしは授業中にいろいろ無茶振りをするんです。たとえば、いま流行している曲と同じメロディーで、来週までに『論語』で替え歌をつくってとかね（笑）。すると、ある女子学生は本当に考えてつくってきて、みんなの前で歌ってくれました。人前で歌うだけでもちょっと恥ずかしいのに、自作の替え歌で『論語』ですからね。でも、そんなプレッシャーを乗り越えると、絶賛が待っているわけです。

小林　なるほどね。いまは授業アンケートで教師の評価もつきますから、「ちゃんとやれ！」みたいにいうだけでは、「この先生熱くなってどうしたのかしら？」となって、学生はどんどん冷めていきますよね。だから、ひとつの方法としては参加型がいいのでしょうね。

齋藤　課題を出し、そのために準備し、授業ではディスカッションやプレゼンテーションを行って、その結果を相互に評価するというシステムですね。そうすると、いまの子たちは順応性が高いのでしっかりと取り組んでくれるし、逆に自分から挑戦してくれることもあります。

小林　変な反抗をすることも意外にない。

齋藤　そうなんですよ。だからこそ、教育プログラムの目的や仕組みを理解してもらうことが大事なのです。

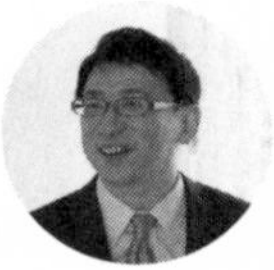

日本人が得意とする「学力」が落ちていく

小林　いまわたしは、学生に医療倫理も教えていて、その際に「あなたたちにとって倫理ってなんですか?」とよく聞いています。そう聞かれたときに、答えられる考えを持ちなさいといっているのです。では、わたしにとって倫理とはなにかといえば、「あなた＝わたし」ではない、ということです。

齋藤　なるほど。

小林　むかしは、「あなた＝わたし」だったのです。この部分の変化が大きいと考えていて、先に「みんなでなにかやるのは昭和の風土」といわれましたが、「みんながこうやるのは当然だろう」とか「この教え方にしたがうべきだ」という感じでした。でも、いまの子たちは、完全に「あなた＝わたし」ではない。「あなたは好きかもしれないけれど、わたしは嫌いだ」ということなのです。

齋藤　「わたしはちがう」ということですね。

小林　だから、逆に倫理教育をしていく環境にマッチしています。たとえば、手術のときに、インフォームド・コンセントがありますよね。むかしは医師が詳しく説明などしなくても、患者さんはみんなサインをしていました。でもいまは、ある手術で感染症や合併症の可能性を説明すると、「わかりました。それで、何日会社を休まなければならないのでしょうか？」と聞かれます。でも、考えてみたら、ある患者さんにとってはそこが重要なのです。そのため、医師側からの一方通行だった医療が、少しずつ双方向なものへと変わってきた印象があります。

齋藤　それも、「個」の領域が拡大していると考えられそうですね。

小林　そうなんです。いまは論文を書くにしても、倫理審査委員会の審査を経なければ受理されません。欧米ではわたしが留学していたころからやっていましたが、ようやく日本でもそういったことが根づいてきました。ただ、実験や臨床研究などのハードルが高くなったことで論文数が減っているという問題も出てきています。中国はそのあたりが厳しくないので、スピードが速くて論文数も多いのですが。

齋藤　そういえば、２０１８年に中国の研究者が、「ゲノム編集ベビー」を誕生させたと発表して話題になりましたよね。論理審査などの正式な手続きを踏もうとするとどうしても時間がかかるし、精度を上げると生産量が下がることもありますから。

小林　教育の観点から、「個」の領域が拡大していると見られる傾向はありますか？

齋藤　たとえば、英語やプログラミングが必修化されたり、アクティブラーニング（主体的・対話的で深い学習）の重要性がいわれたりしていますが、それは本来「個」を表現し、「個」のぶつかり合いのなかから新しいアイデアを生み出していくことを、方向として求めているのだと思います。でも、実際にそうした方向へシフトしていったときに、成果が上がるかどうかは少し心配な面もあります。

小林　まだまだ未知数であると？

齋藤　いい面も多いと思いますよ。ただ、これまでの日本の教育は、たとえば記憶力や読解力などをつける方法で精度を保ってきた面があります。そして、それが成功したので、イギリスなど各国が参考にしたこともあるくらいでした。要するに、これまでの教育が失敗したとする根拠はとくに存在しないのです。それなのに教育制度を大胆に変えてしまうと、記憶力や読解力を磨くような地道なカリキュラムが疎かになって、日本のいちばんの武器だった学力が低下する恐れもあります。

小林 なるほど。バランスが難しいということですね。

齋藤 1990年代の初頭には、普通高校の9割以上の学生が物理を必修で履修していました。でも、以降は選択制になり、一説には物理の履修者はなんと2割を切っているともいわれています。自由に科目を選ばせたことで、物理の基礎知識がない人たちがたくさん出てきているのです。もちろん、誰もが物理に詳しくなる必要はありませんが、物理の基礎知識があれば、様々な場面で活かすこともできます。でも、そもそもやっていないから学力がゼロなわけです。

小林 学力低下が叫ばれる裏には、けっこう深刻なことが起きているのですね。

いまむかしの「いいところどり」をすればいい

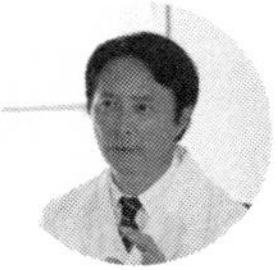

齋藤　実は、教育界や教育学の理論では、戦前の教育は全否定に近い状態です。押しつけてやらせるのは、とにかくダメな教育の典型とされているのです。ただ、忘れてはいけないのは、戦後の奇跡の復興を成し遂げたのは、すべて戦前の教育を受けた人たちだったという事実です。でも不思議なことに、その事実に誰もまったくといっていいほど触れようとしません。

小林　これは、答えを見出すのが難しい課題ですね。ある人たちは、戦前の教育はよくないと全否定して事実を見ようとしない。なにかよいこともあったから、うまくいったはずなのに。ただ現在は、恵まれた環境をつくって、そのなかで能力を引き出していく方法が有効だとも思います。たとえばわたしは部活動で、「地獄の練習を耐えたから勝てたのだ」とよくいわれました。でも、伸び伸びやっていたら、もっと大差で勝てたかもしれない。

齋藤　わたしもいまの若い人には、押しつけたり、ネガティブなコメントをいったりするのは絶対に避けたほうがいいと考えています。それをやると、結局は離れていっちゃうだけですからね……。伸ばそうとするなら、ポジティブな言葉をかけ続けて、まるで陽が当たって植物がぐんぐん伸びていくようなイメージで取り組むのがいい気がするほどです。

小林　スポーツでいうと野球の大谷翔平《おおたにしょうへい》選手やテニスの錦織圭《にしこりけい》選手に代表されるように、体力面でも技術面でも非常に優れた若い人たちが、むかしの世代より世界で活躍していますからね。時代によって環境や条件がまったくちがうので、分析が難しいところもある。ならば、「いいところどり」をすればいいのではないでしょうか。

齋藤　たしかにそう思います。これは教育に限らず、どうすれば「心穏やか」に過ごせるようになるかということにも通じるものでしょう。ほめ言葉や肯定的なコメントしかいわないと決めると、もう絶対に心は穏やかになるんですよ。これはぜひ試してほしいのですが、たとえ嫌なものでも、ほめた途端にそれほど嫌ではなくなるのです。

小林　それは往々にしてありますね。逆に嫌なことをいうとそのあともずっと引きずることになってしまう。これは大きな分かれ道で、ほめるかけなすかで、そのあとの生活ががらりと変わります。そう考えると、ほめておいたほうが世の中すべてうまくいくはずですよね（笑）。

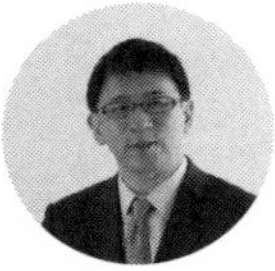

ほめることは自分の身を守ること

齋藤　ほめていると、自分の身を守ることにもなります。

小林　その場でポジティブに解決してしまえば、もうその話題には振り回されませんからね。ところが、そこで相手をけなしてしまうから、恨まれたり、「なぜあんなことをいってしまったんだろう？」と尾を引いたりするのです。

齋藤　学生から相談を受けていても、ちょっとネガティブなことをいうと、余計に状況を悪化させるケースもあり得ます。でも、そのときにポジティブな言葉をかけると、お互いの被害が拡大することはありません。「情けは人の為ならず」ともいいますが、ほめ言葉は、結局、自分を守ることにもなるんですよ。

小林　みんなの心が穏やかになっていくし、どんどん成長もしていける。

齋藤　小林先生も、基本的にいつもポジティブですもんね。

小林　むかしはまったく逆で怒ってばかりいましたが、思えばなんの得もなかった。怒ると体にストレスばかりがかかって、ろくなことがありませんからね。ところが、いいことをいうと、ほとんどの場合、ものごとはいいほうへと向かいます。

齋藤　そのように変われたのは、海外での経験も大きいですか？

小林　それは間違いなく大きい。なにしろ、海外の先生は怒りませんでしたから。怒らないで、ポイントだけを伝えてくるからまったく無駄がない。逆に、こちらがピントのずれたことをいうと、「ポイントはなんだ？」と突っ込まれますけどね。ただ、大きな枠で見ると、指導の目的はとにかく明確で、失敗しても勇気づけられることがほとんどでした。また、人前で怒る先生もいませんでしたよ。必要なときは人の目の触れない場所に連れていって注意だけをする。でも、いまだに日本人は、人前で怒るのが好きじゃないですか（苦笑）。あれは自分の権力を見せたいだけで、目的がおかしくなっているんですよね。

齋藤　10年ほど前から、ネガティブな指摘をすると、学生たちの心のシャッターが音を立てて下りていくのが目に見えるようになりました（笑）。そうなると、こちらも傷つくのは先生がいったとおりで、ネガティブな言葉って何年経っても心に残ってしまうのです。

小林　ネガティブなことをいっても、コミュニケーションになり得たのがむかし。

齋藤　でもいまは、雲行きの怪しさを察知した瞬間に心のシャッターが下りて、そのあとどんなに言葉を尽くしても、相手の心のなかには入っていきません。そうなれば、もう言葉をやり取りする意味がなくなってしまいます。でも、たしかにスポーツの世界では、勇気づけて伸ばすアプローチがかなり結果を出していますね。

小林　高校野球も大きく変わりましたよ。むかしは「笑顔を見せるな！　歯を見せるな！」なんていわれましたが、いまはみんな笑顔で楽しそうじゃないですか。選手たちが伸び伸びやっていて、見ていて気持ちがいい。

齋藤　エラーした人がいれば、ナインみんなが笑顔で囲んでね。

小林　そのほうが、事態の収拾が早いんですよ。怒っていても二次被害が起きるだけで、まるでベンチ内で戦っているようなものですから。

齋藤 無駄なエネルギーばかり取られて、どんどん心が乱れていくのですね。

小林弘幸
×
齋藤 孝
対話
【PART 2】

「心身ともに健康であれ」

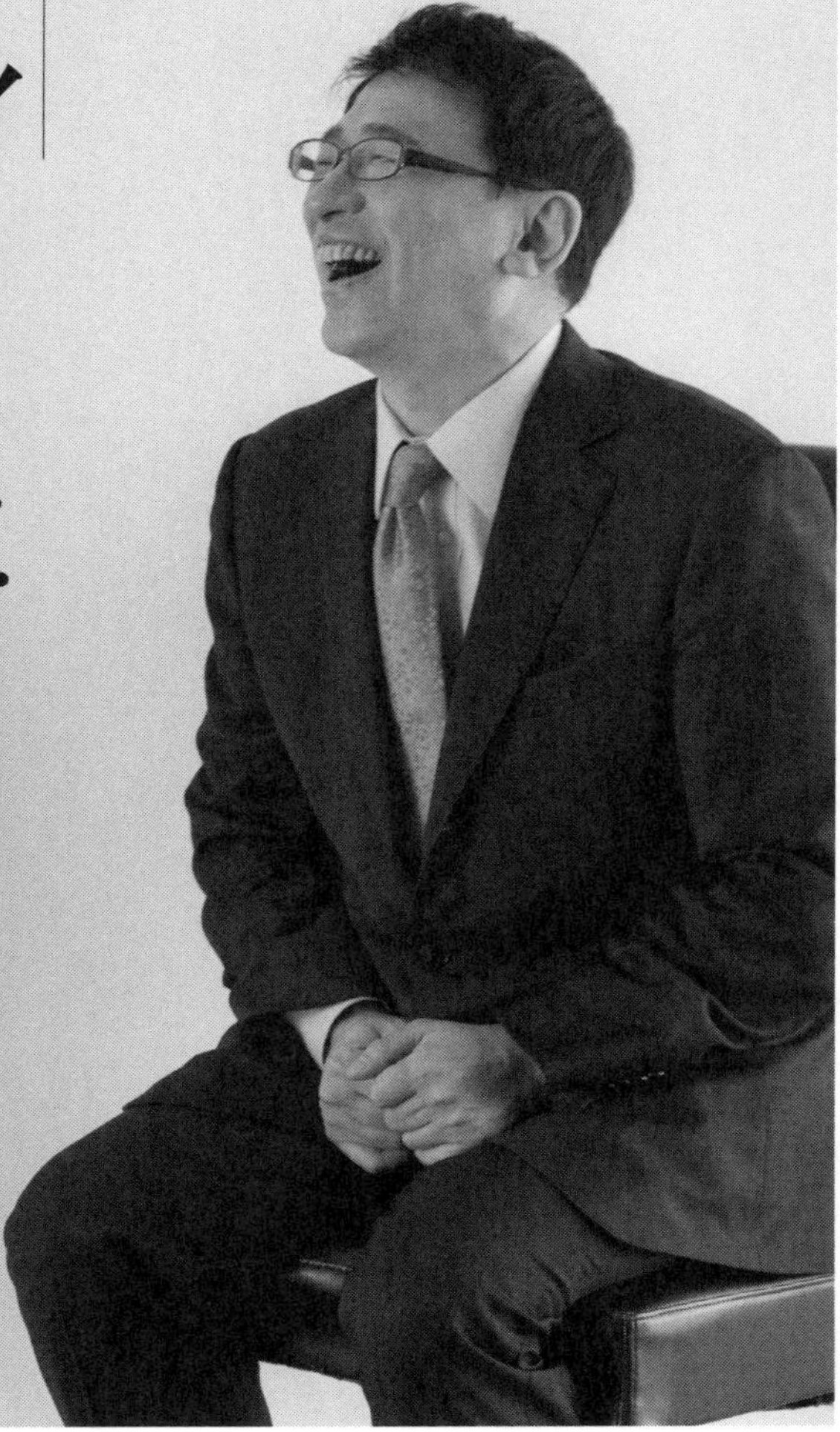

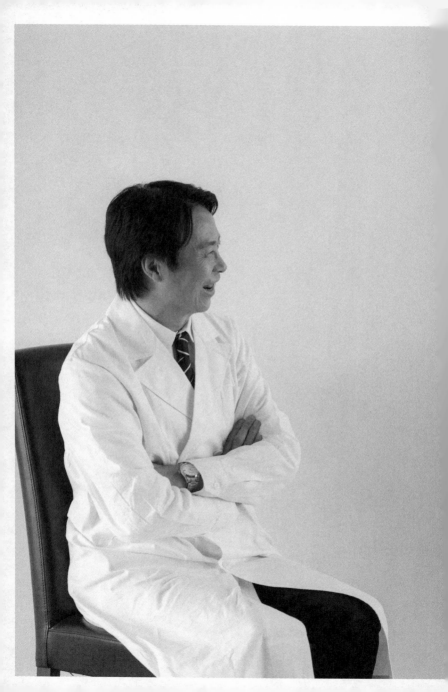

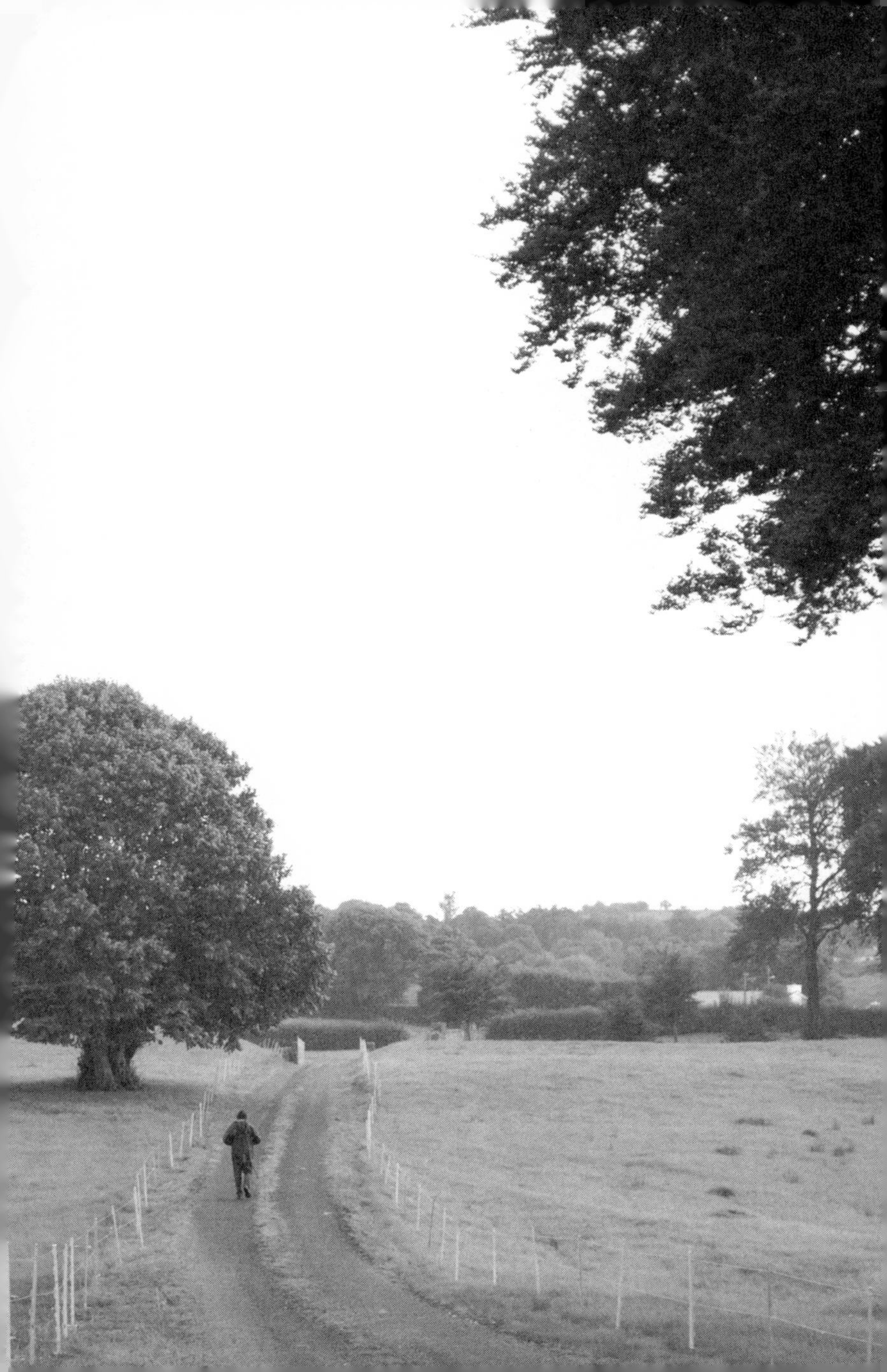

超高齢社会における停滞感を背景に
多くの社会問題が噴出し、
心の病にかかる日本人が急増している。
人生100年時代を前に、
心身ともに健康であるためには、
まずは体からアプローチして
積極的に「動く」こと。
そうすれば自分の好きなことに打ち込んで、
何歳からでも豊かな人生をつくっていける

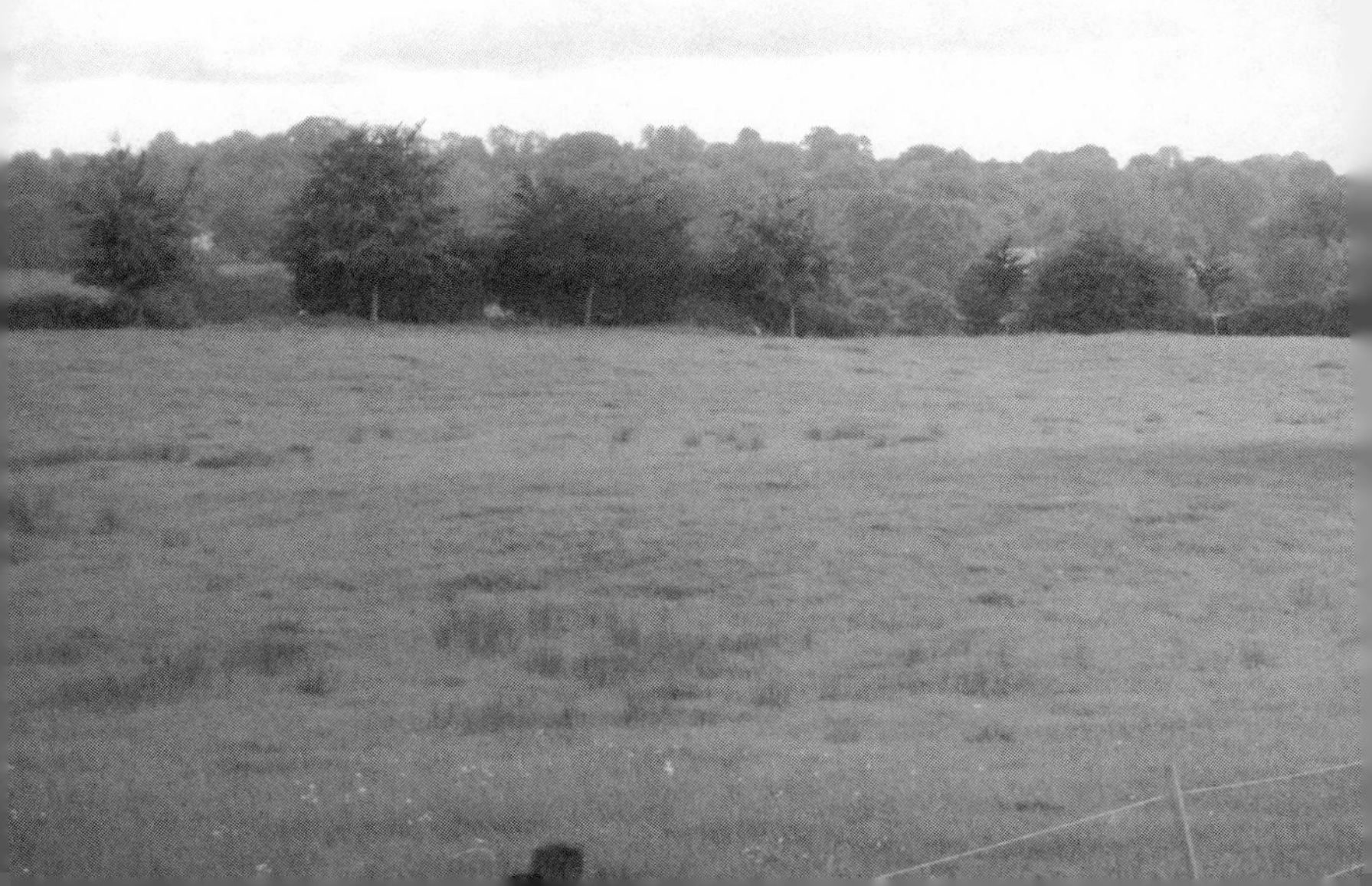

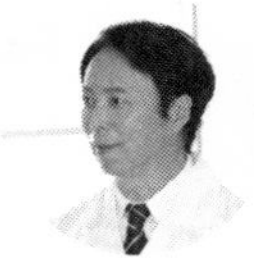

社会の停滞感が増し心の病が増えていく

齋藤　これからは、高齢者が急激に増えていく未知の状況に、わたしたちは対応していかなくてはなりません。たとえば、高齢者が運転する自動車の事故が頻繁に起きるとなると、自動制御などテクノロジーの進化はあるとはいえ、社会のシステムやルール自体を変えなければうまく対応できないのではないでしょうか。また、年金問題に代表されるように、社会保障費が現役世代にかなりの負担となっているいま、若い世代が未来に対して希望を持てるような仕組みをつくらなければ、停滞感が増していく心配があります。

小林　ええ。現役世代こそ、もっともお金を必要としていますからね。

齋藤　でも、実情は多くの個人金融資産は60歳以上が持っていて、資産の世代間格差が広がっているわけです。しかも、その世代はあまりお金を使わないので、社会のなかでお金という血液がよどんでいる状態にあります。先生は、令和という時代に入って、これからどんな社会になっていくと考えていますか?

小林 わたしは、やはり孤独感や貧困などが原因で「心の病」が増えていくと見ています。日本人は長寿といわれますが、健康寿命と平均寿命の差も大きくなっています。そこで、健康寿命を延ばそうとするときに、いちばんのネックになるのが心の病です。生活がどんどん便利になっていくと体を動かさなくなり、そうなると余計に体の調子が悪くなってうつ症状を引き寄せます。「介護疲れ」や「老老介護」の問題も深刻だし、もし放置などされたら、その老人たちもうつになるという悪い循環に陥るでしょう。

齋藤 これはシニア世代に限らず、若い世代にも関係がある話ですね。うつの症状がある若い人はもの凄く多いし、あとは緊張に極端に弱いというか、パニック障害の人も多いと聞きます。でも、どうしてパニック障害が増えてきたのでしょうか?

小林 先にもいったように、情報過多になってそれらを処理する能力が追いついていないことや、対人関係の未熟さが原因として考えられます。あとは、生活環境がよ過ぎることも関係しているでしょう。たとえば、冷暖房がよく効いていると、屋外に出たときのギャップが大きくなって体がついていけないこともあります。つまり、体のなかのストレスやホルモンバランスの悪化など、すべてが重なってパニック障害になっていくというわけです。パニック障害が進んだもののひとつは、うつ病ですからね。

齋藤　パニック障害を経て、うつ病になっていくケースがあるのですね。ただ、対人関係の未熟さというのは、どこかの時点である程度解決しておかないと、年齢を重ね過ぎてしまうと練習もしづらいですよね。

小林　そうですね。だからこそ、今後は小中高あたりの教育がかなり重要になっていくのだと見ています。わたしは最近、用事で公立高校へ行くことがあったのですが、驚いたのはその高校のほとんどのクラブに保護者会があったことでした。

齋藤　むかしは、少年野球くらいならあったかもしれませんが、運動部に親が出てくる場面がそもそもなかったですよね。それが、公立校でも親が集まって部活動の面倒を見るとなると、たとえばレギュラーの子とそうでない子の力関係の問題などもありそうです。

小林　そうそう。「うちの子はなにをやっているんだ」みたいに、余計なストレスをつくっていますよ。

齋藤　過干渉というのか、そうした環境も子どもの心が敏感になってしまう原因としてあるのかもしれませんね。すると、やはり自分なりに心を鍛えておくことが大切になります。

小林　そうですね。ただ、心を強くするのは難しい……。だからこそ、少なくとも体だけは元気に動けるようにしておくことが大切になるのではないでしょうか。その意味で、わたしはこれからの時代は、運動がとても重要になると考えています。２０１８年度のスポーツ庁の調査では、週に１回以上運動している人の割合は約55％だそうです。一方で、およそ45％もの人が運動をしていません。この割合をどのように変えていくかが、大きな課題になるでしょう。

齋藤　むかしの人が比較的健康だったのは、ラジオ体操などをみんなで集まってやっていたこともあるのかもしれませんね。会社でも昼休みにバレーボールをしたり、クラブ活動が盛んだったりしましたから。実際に、運動は心の病の対策になるのですか？

小林　もちろんなると思います。人間はまず「動く」ことが重要で、座っているとそれだけで血流が悪くなってしまいます。座っている時間が長ければ長いほど、早く死ぬという研究結果もあります。

齋藤　わたしが授業で100分間立ちっぱなしなのは、心にもいいことだったんですね。小林先生のお墨付きをもらって、安心しました（笑）。

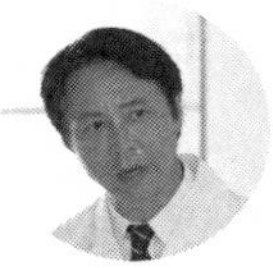

狩猟民族に戻れば生活習慣病はなくなる

齋藤　実は、以前先生に「走るより膝が痛まない」と1日1時間のエアロバイクをすすめられて、早速はじめてみたんです。わたしは、若いころから運動に自信があって「運動はいつでもできる!」と思っていたことと、テニスなどの「勝負としてのスポーツ」が好きなので、ただ走ることがつまらなくて結局運動不足になっていました。でも、先生に伺ってからそれを続けてみたら、体の調子がとてもよくなったのです。体の調子がよくなると、気持ちも安定してきますね。

小林　どんなことでもいいので、毎日1時間運動することは人を変えると思います。「人生を変えたければまず動け」ですよ。

齋藤　なるほど。運動したあとは、気が巡って晴れ晴れした感じにもなって、細かい悩みごとも汗とともに体外へ排出される感じがします。

小林　人間って、座っているといつまでも悩みごとを考えられるのですよ。でも、動いていると、なかなか悩めません（笑）。運動していると、目に映ってくる障害物がたくさんあって、それを避けなければなりませんからね。動いていると、悩みごとって考えられないものなんです。

齋藤　ノーベル賞を受賞した先生方でも、ゴルフなどの運動をしておられますよね。

小林　たとえば、大むかしの人類にうつ病がなかったのは、狩りをして生きていたからです。獲物を探して1日30キロは歩くから、もう悩んでいる余裕なんてない。アフリカには、いまだに狩猟だけで生きている人たちがいますが、その人種にはうつ病がひとりもいません。

齋藤　環境に適合した遺伝子が発現するというわけですね。

小林　非常に興味深いですよね。実は、わたしたちはみんな糖尿病になってもおかしくない。なぜかというと、わたしたちの遺伝子はもともとアフリカにいた人種の遺伝子であり、当時は当然ながら獲物を狩って生きていました。そこで、獲物と対峙したときに勇敢に戦うために、血糖値を上げるホルモンをたくさん出すようになったのです。甲状腺《こうじょうせん》ホルモンや副腎皮質《ふくじんひしつ》ホルモンなど、すべて血糖値を上げるものです。

齋藤　すべて戦いに適した物質。

小林　しかし、獲物はいつも捕れるわけではないので、捕れないときのために血糖値を保っておく必要もあります。つまり、人間の体はふだん（獲物が捕れないとき）は血糖値を保ち、戦うときに血糖値を一気に上げる仕組みになっています。しかし、いったん上がった血糖値を下げるホルモンは、実はインスリンしか存在しないのです。

齋藤　たった1種類しかない？

小林　はい。インスリンだけに頼っているわけですね。そして、その後人類がなにをはじめたかというと、農耕です。農耕のおかげで、獲物を探して歩かなくても、いつでもたっぷりと食物を手に入れることができるようになりました。だから、糖尿病になりやすくなってしまったのです。

齋藤　しかも、日本人はインスリンの分泌が少ないと聞いたことがあります。

小林　少ないからさらに糖尿病になりやすいのです。さらに、島国だったことも影響していると考えられます。そもそも島国では獲物が限られるため、体内に効率よく糖分を蓄えておける仕組みが発達していたわけです。

齋藤　数十万年という人類の歴史を振り返ると、狩猟から農耕に変わったのはほんの1、2万年前の出来事ですよね。

小林　要するに、狩猟民族に戻れば、いま現代人が抱えている生活習慣病はすべてなくなるということです。

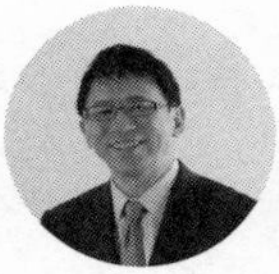

1日1時間のエアロバイクが人生を変える

小林　高血圧も同じですよ。アフリカの赤道近くにいると塩分が汗でどんどん出ていきますから、わたしたちは、塩分が出過ぎないように蓄える体になりました。でも、人類はそこから移動しはじめて、塩を見つけてしまった。もともとナトリウムを蓄える体なのに、塩を舐め出したら、それは高血圧にもなるわけです。

齋藤　日本なんて、まわりが海だから塩で囲まれているともいえる。

小林　だから、血糖値も血圧も、体の仕組みとしては高まって当然なのです。さらにいうと、狩猟民族は30キロも獲物を追って捕まえられない日もあるわけだから、生き残るために獲物を平等に分けていました。しかし、農耕がはじまると貧富の差が生まれてしまった。運動（移動）をしないうえに、持つ者持たざる者の格差が広がったわけで、これもまた、うつ病を生んだ原因のひとつでしょうね。

齋藤　多くの人が食べられるようになったけれど、たくさん溜め込む者も現れて貧富の差が生まれてしまったのですね。いや、これはなかなか興味深い話ですね。生活習慣病の症状とうつ的な気分は関係しているし、それらすべてが運動不足に関連しているかもしれないという。

小林　だから運動に行き着くんですよね。わたしは、そこをもっとアピールすべきだと文部科学省にも提言しています。遺伝子の歴史が語っているように、とにかく現代人は運動をすればなんとかなるのだからと。

齋藤　これは、体育会系の発想ではないことがポイントですね。運動は、人間にとってもっとも基本的な生命維持の方法なのですから。

小林　面白いのが、いま起業家やIT企業の経営者たちが、熱心にトライアスロンなどのハードな運動をやっていますよね。あの感覚は、運動でしごかれたわたしたちの世代にはありません。わたしの場合は、もう「運動=悪」みたいになっていて……つらい思い出しかありませんから。ところが、学生時代にあまり運動をしていないと、「運動は素晴らしい!」という発想になりやすいのです。

齋藤　どうしてもあの厳しい部活のイメージがあるから、かえって運動不足になっている面があるのかもしれませんね。わたしの場合、なぜエアロバイクが続いているのかというと、少し後ろにリクライニングさせて、本を読んだり音楽を聴いたりしながらやっているからだと思います。

小林　そのくらい楽しんでやらないと。わたしたちの世代にいまから「走れ!」なんていっても無理ですよ(笑)。

齋藤　好きな本を読むと前頭葉《ぜんとうよう》も活発になるし、もしこれが全国のジムで行われたら、多くの日本人の脳と下半身を同時に鍛えられるはず。エアロバイクを、国の予算でざっと全国に置いてほしいくらいです。また、本を読んでいると退屈しないので、1時間でも楽にできるようになりました。それまで運動を避けていたのは、体力の問題ではなく、単に退屈だったということかもしれない。

小林　エアロバイクをしながら野球中継なんかを観ていると、1時間くらい楽にこなせますよ。

齋藤　これは日本を救う鍵ですね！（笑）

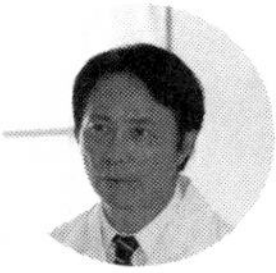

インターバルトレーニングが心肺機能を鍛える

齋藤　ただでさえ運動不足なのに、たくさん食べて、長時間座ってパソコンやスマホばかりしていたら生活習慣病にもなるし、うつ病になる可能性だって高まります。シンプルな話ですが、みんな複雑に考え過ぎなのかもしれません。

小林　最近わたしが凄いと思ったのが、「ｅスポーツ」ですね。チャンピオンの子が「集中力が重要で、これはスポーツと一緒だ」といっているのを聞いて、なるほどそういう考え方をするのかと思いました。

齋藤　１日中こもってゲームをやっている子たちも、スポーツをやっていることになるのかもしれませんね。運動やスポーツの定義が、少しずつ変わっているのでしょう。わたしも、エアロバイクで本を読んでいると、体に一定のリズムができて、ただ座って読んでいるときよりも集中できるようです。

小林　リズムが重要だと思います。わたしはリズムができてくると欲が出てきて、５分思い切りこいで５分休むことを繰り返すインターバルトレーニングで、かなり汗をかいています。

齋藤　インターバルを入れると効きますよね。

小林　きつければ、１分でもいいのです。１分間思いきりこいで、そのあとの９分はふつうにこぎ、また１分間思い切りこぐことを繰り返すと、下半身とともに心肺機能が鍛えられます。

齋藤　１回脈をグッと上げたほうがいいんですね。ずっと平坦でいくよりは、上げたり下げたりしたほうがいい。

小林　ふつうに走っているだけでも持久力はつきますが、心肺機能を高めようと思うなら、インターバルを入れながら、脈拍を130から140くらいまで上げていく。そのくらいしなければ、やはり心肺機能を鍛えることはできません。

齋藤　なるほど。でも、凄いことですよね。エアロバイクを1日1時間こいだり、そのなかでインターバルを1分でも上げたりすることで、その後の一生がまったく変わってしまうのですから。結果的に、高血圧や糖尿病を予防できるなら、毎日1時間のとてもいい自己投資ですよね。この簡単な方法が多くの人に広まることを願うばかりです。

小林　あとは継続することが大切。無理してやっていてもすぐ元の習慣に戻ってしまうので、音楽を聴いたり、本を読んだりしながら楽しんでやることです。

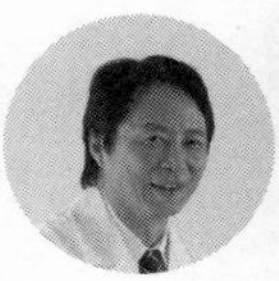

気の合う人と集まるだけでも健康になる

小林　運動にはもうひとついい面があって、よくスポーツジムのプログラムでも行われていますが、別に激しい運動をしなくても、気の合った仲間で集まって運動することで、オキシトシンという神経伝達物質が分泌されることがわかっています。オキシトシンは「幸福感」を感じさせるホルモンで、人間はそれを出すためにも自然と集まるようになるのです。オキシトシンが分泌されると、まず怒りにくくなるし、人を愛する気持ちが強くなって、なにより人に寛大になることができます。ある実験によると、オキシトシンがたくさん分泌されると、他人にお金を貸しやすくなったりすることもあるようですよ。

齋藤　ジムなどで、みんなとわいわい雑談するのもいいのでしょうね。

小林　そうなんです。また、一緒に食事をするのもいいですね。面白い実験があって、親しい人と食事するのと、まったく関係のない人と食事をするのとでは、親しい人と食事をしたほうがオキシトシンの分泌量が圧倒的に多くなります。やっぱりうつ病の人や気分がふさぎがちな人はオキシトシンの分泌量も低いので、食事は意識して親しい人としたほうがいいし、好きな音楽を家のなかでずっと流しておくだけでもオキシトシンの分泌量は高まるでしょう。

齋藤　運動しながらお気に入りの曲をリピートしていると、凄く調子がいいですよ。

小林　エアロバイクで1時間ほど続けると、20キロから30キロほど走っていることになります。それを週3回でもできれば上出来です。

齋藤　「エアロバイクで本を読む」くらいのシンプルさが凄くいいですね。かつて法然と親鸞は「南無阿弥陀仏」という念仏を広めましたが、「南無阿弥陀仏」ってなんといっても短くてシンプル。「なんまいだ」ならもう5音だから、多くの人に広まったのですよ。

小林　しかも、エアロバイクはとても安全なトレーニング機器です。ふつうの自転車だと事故が起こることもありますからね。

齋藤　走ると、すぐに膝を痛める人もいますし。

小林 足を地面に着けるときに痛めてしまうのです。だから、階段も上るより下りるときのほうが重要です。下りるほうが重力はかかるので、下りるときに集中するとあきらかに骨が強くなります。ふだんの移動中はなるべく階段を上り下りして、加えてエアロバイクを1時間やれば最高ですよ。

齋藤 若い人も含めて、すべての生活習慣病の予防にいいですね。

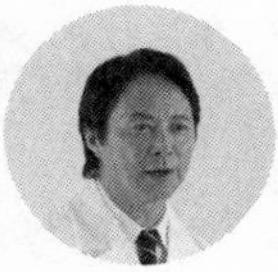

睡眠は最初の90分が勝負

小林 ほかに、日常生活のなかで重視している健康の習慣はありますか?

齋藤 わたしは、入浴がその時間とともに重要だと考えていて、基本的に夜10時には必ず入浴する生活パターンにしています。そのため、10時以降は人とのつきあいもなければ、無理な仕事もこなしません。入浴を境にして、そのあとの時間は好きな映画を観たり本を読んだりして、自律神経をゆるやかな状態にしています。

小林　現代人は交感神経が優位になりがちで、興奮し過ぎていますから。

齋藤　わたしは、どちらかといえば仕事を興奮してやるタイプなので、1回切り替える意味で入浴の時間を固定しました。また、もともと夜型のため活動時間が遅めにずれがちなのですが、入浴を切り替えのスイッチにして規則正しさを心がけています。

小林　だいたい何時ごろに就寝しますか？

齋藤　2時～3時でしょうか。両親も夜型だったので、夜型の遺伝子でも持っているのでしょうか？

小林　遺伝子は関係していますよ。朝型と夜型というのは、遺伝子で決まるものと研究結果で出ていますからね。わたしは、典型的なショートスリーパーの遺伝子です。睡眠時間は3時間でも平気で、そのほうが調子はいいくらい。寝なくても平気なので、これまでの最短は、若いころに21日間で合計5時間ほどしか寝ないときもありました。

齋藤　合計で!?　1日ではなく？

小林　21日間です。だから、いつも起きていた感じでしたね。

齋藤　手術などは長時間に及ぶこともあるだろうから、もの凄く外科向きだったのですね。

小林 のちに自分の遺伝子を知って納得しましたよ（苦笑）。

齋藤 凄い！ わたしはきっと夜型の遺伝子なのでしょう。自然にしていると夜にどんどんずれていき、たまに朝早く起きると調子が悪いのです。また、3時間睡眠などをすればもう1日中不調で、翌日は10時間くらい寝てしまいます。それも遺伝子が関係しているのでしょうね。ロングスリーパーは活動時間がどうしても短くなると思いますが、それも決まっていると思うと気が楽です。

小林 わたしは長く寝ると逆に調子が悪くなります。それこそ、5時間以上寝たら調子が悪いくらい。ただし、睡眠は最初の90分が勝負です。よく7時間寝ると長生きするというデータが引き合いに出されますが、7時間睡眠の人のなかにも長生きできている人とそうでない人がいます。これはなにがちがうのかというと、最初の90分の眠りの質が関係しています。この90分が生命線で、いってしまえば、その質がよければ睡眠は90分でもいいくらいなんですよ。

齋藤 90分という単位なのですね。

小林 その90分を、いかにいい睡眠にするかがポイントになる。わたしにとっては、

3時間睡眠は90分の倍でちょうどいいんです。

齋藤　最初の睡眠サイクルにはどんな意味があるのですか？

小林　最初の90分が人間の視床下部《ししょうかぶ》という生理機能を司る器官にもっとも働きかけてくれるのです。そのあとはいわばおまけみたいなもので、逆にいえば、最初の90分の睡眠の質が悪ければ、そのあとに12時間寝たとしてもダメです。だから、寝る前のスマホやパソコンはNGなんですよね。体内の時計遺伝子を狂わせるので、寝る3時間前には絶対にスマホは見ないようにしておくことが大切です。

齋藤　いま中学生以上は、だいたいスマホを見ながら眠りにつくみたいですね。

小林　それでは完全にいい睡眠は得られません。また、夜に見るメールは気をつける必要があります。

齋藤　それはなぜですか？

小林　みんなお酒を飲んだり、怒りが頂点に達して送ってきたりする内容が多いから、「悪魔のメール」のようになっていることが多いんですよ（笑）。メールを見ることで、そういう内容のものや、面倒な用事や仕事の不安で睡眠を犠牲にするくらいなら、朝に見たほうがいい。たとえ朝に嫌な内容のもので気分を害されたり心配事が生まれたりしても、睡眠が十分だと感じ方もちがいますから。わたしは帰宅した瞬間にスマホを充電器にさして、そこからはスマホはもちろんパソコンもほとんど見ないようにしています。

齋藤　手元に置いているから、ちらちら見てしまうのですね。とくに、SNSなどは毎日やっていたら精神が休まりません。

小林　「SNSなら相手が寝ていても大丈夫だろう」「邪魔にはならないだろう」と思っているけれど、あれは自分で自分の首を絞めているようなものですよ。

齋藤　友だちと夜中に頻繁に連絡を取るような生活は、これまでなかったですからね。

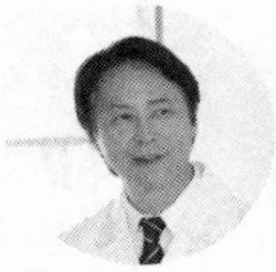

文字を書かなければ記憶力が鈍る

小林　少し話がずれるかもしれませんが、スマホを使うようになったことで、現代人の記憶力は悪くなっているのではないでしょうか。まず、携帯電話になってから、電話番号を覚えなくなりましたよね。あとはやっぱりメール。これはパソコンも同じですが、ひらがながすべて変換されるので漢字を書かなくなりました。いま「憂鬱」という漢字をきちんと書ける日本人は、ほとんどいないんじゃないかな？

齋藤　おそらくかなり少ないでしょうね。

小林　でも、手を動かさなければ記憶力は鈍るんですよ。自分の手で字を書かないから、どんどん忘れやすくなります。そこで思うのですが、わたしたちの世代がその被害をもっとも被っているんじゃないかな。

齋藤　どういうことですか？

小林　要するに、若い子たちは最初からパソコンやスマホがある状態で生きているから、適応が早く対応力がまったくちがうのです。もしかしたら、スマホで入力しながら漢字を覚えられるのかもしれません。だから齋藤先生、わたしたちはいちばん苦労した世代だと思いますよ。

齋藤　たしかに、上の世代には厳しくされて、下の世代には厳しくできない（笑）。

小林　個人的には、上の世代の遺産をもっとも活かしにくく、また引き継ぎづらい時代に生きてしまったと感じます。わたしたちのような、いま50代前半から65歳くらいまでの人たちはちょっとアンラッキーかな。

齋藤 たしかに、いま65歳以上の人は、それ以前の社会の感覚で生きることができたのかもしれないですね。たとえば、わたしたちは毎年セクハラやパワハラを防ぐための講習会を受けていますが、なぜ毎年受けるのかというと、それらを巡る状況が毎年更新されるからです。「今年からLGBTについての説明が入ります」とか、「こんな言動は絶対に差し控えてください」というように、年々自分をバージョンアップさせ続けることが必要です。

小林 もちろん、根底には人としての「倫理観」があるのですが、最新の状況の変化に合わせて学習し、適応しなければなりません。まあ、自分たちはかなりのパワハラを受けてきたと思いますけれども……(笑)。

齋藤 先ほどの手書きの話に戻ると、手書きの機会が急激に減っているだけに、ある程度は意識して機会を増やしていくほうがいいと感じます。わたしはワープロが登場したとき、凄く便利だったので、あれで論文をたくさん書いていました。でも、あるとき、ふと自分が漢字を書かなくなっていることに気づいたのです。そこで、仕事で

『論語』を訳す機会をいただいたときに、1冊すべてを紙に書いて訳すことにしました。すると、しっかり自分の文字で1行1行を書くことで記憶に残りやすくなり、なんだか心もとても穏やかになっていく気がしたのです。あのとき、手書きの効用を再認識しましたね。

小林　自分の手で書かないと、頭に残らないんですよね。おそらく書くことで、「このあたりにこんなことを書いたな」と、脳にイメージがつきやすくなるのだと思います。ところが、タイピングしていると文字がどんどん流れていって、書いている場面をイメージできないのです。いってみれば、書いた文字たちが「叫んでいない」。

齋藤　たしかに。わたしもそれは感じます。

小林　そこで、よく講演会でいうのですが、「記憶力を鈍らせたくなければ日記を手で書きましょう」と。日記を書くと、同時に思い出す力もつきます。いまはなんでもクラウドサービスやデジタルツールにメモするから、覚えようという気がありませんよね。むしろ、メモしたことはどんどん忘れて、脳の「空き容量」を増やそうというのが、クラウドサービスの発想ですから。記録に残しさえすれば、あとで検索できるからすべて忘れてもいいとなっている。でも、実はその発想こそが、記憶力をかなり退化させているのだと思います。よく食事の記録を写真で残している人がいますが、実際に2日前の夕食のメニューを聞かれて、すぐに答えられる人って少ないんじゃないかな。

齋藤　記憶力の退化はおっしゃるとおりだし、手書きをしないことで、新しいアイデアなども出しづらくなると思います。わたしはよく若い人に、「メモ術」としてやってもらうのですが、人と話しているときに、相手とのあいだに紙を置いてメモを自分で書き、それを相手にも見てもらいながら話を進める、といったことを行います。すると、ただ話すだけのときよりも図やメモを書きながら話すほうがどんどんアイデアが湧くし、共有することもできます。でも、これが若い人にはけっこう難しいみたいで、話していると手が止まるし、手を動かせば今度は黙ってしまう。だからこそ、これを同時にやるだけでも、脳を複合的に鍛えることができて、いいトレーニングになると思います。

小林　むかしはあたりまえのようにやっていたことを、むしろ意識的にトレーニングにしていくわけですね。そうすると、若い世代にも「本質」の部分を伝えていきやすくなりますよね。

齋藤　はい。とにかく手を使ってなにかをやるという行為は、もう意識的にしていかないと、どんどん手が動かなくなっていきますから。

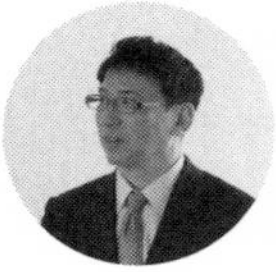

好きなことをして生活にリズムをつくる

齋藤　仕事から帰宅してからは、本を読んだり音楽を聴いたり、ただぼーっとして過ごすのもよさそうですね。本なんてとても低刺激だから、それこそ文字だけを追っているとかえって眠くなります。小林先生は、帰宅後に必ずすることはありますか？

小林　わたしは、なんといっても「皿洗い」が自分の生活のペースをつくっています。今日は朝起きて、なんとなく気分が晴れない感じだったのです。そこで、ちょうど昨夜の洗い残しがあったので、それをきれいに洗いながら、体調を整えてからこの場所にきました。皿洗いにはいろいろな研究があって、血流をよくしたり自律神経のバランスを整えたりしてくれる効能があるとされています。水の流れをずっと手に感じながら、汚れたものがきれいになっていく様子を見ることが、自律神経のバランスを整えるのにとてもいいわけです。だからわたしはお皿が少しでもあるとすぐに洗うし、いつもきれいなシンクを見るのが好きなのです。

齋藤 きれいなシンクを目にするだけで、気分がよくなりそうですね。

小林 はい。朝からひとつ、立派な仕事をしたような気分になります（笑）。

齋藤 夜の空いている時間はなにをしていますか？

小林 リラックスしてドラマなどを観ていますよ。わたしはドラマが大好きで、最終回が近づいてくると暗くなってしまうほどです。

齋藤 3カ月1クールで変わっていくのも、またリズムですね。わたしもドラマはよく観ます。1クールでこれというものを決めて観るようにしているのです。ドラマを観ていると、いまを生きている感じがして、その意味でも刺激があっていい。

小林 「あのドラマが放映されていたときはこうだったな」と、自分の記憶も振り返りやすくなりますから。

齋藤 いろいろなものを思い出すきっかけになりますよね。いまはインターネットでいつでも観られますが、毎週同じ曜日に観るのもいい。「この日はテレビの前に座って観る」というように、ひとつ生活のリズムをつくることができますから。

小林　その意味では、わたしは木曜日がいまいちばん楽しみなんですよ。これが、『週刊ヤングジャンプ』の発売日で、そこで連載されている『キングダム』という人気漫画を読むのを楽しみにしているんです。ただ、あの漫画家は4週に1回くらい休むので、ぱっと開いて載っていないことがあると軽くショックを受けてしまう……（笑）。表紙だけでは、載っているのかどうかわからなくて。

齋藤　わからないようにしてあるのかも（笑）。そういえば、子どものころは『週刊少年ジャンプ』が月曜に発売で、学校がはじまるちょっと暗くなる日なのに、みんなあれがあったので明るかったな。

小林　そんなちょっとした楽しみって大切ですよ。わたしは若いころは漫画を読まなかったのですが、留学していたときに知人が漫画を送ってくれて、それで日本語を読むのが楽しかったのです。そのときからずっと漫画を読んでいます。

齋藤　まさに、心を穏やかにする習慣ですね。『キングダム』には特別なよさがある？

小林 あれは特別ですね。ただ……ストーリーの進行が非常に遅くて、これから何カ国とも戦うのにまだ序盤ですから。いったいどこまで続くのでしょう? 映画も観に行ったら、なかなかよかったですよ。

齋藤 あの映画は評判がいいですよね。小林先生は一般的な医師のイメージとちがって、本当にドラマ、映画、漫画と生活を楽しまれていますよね。

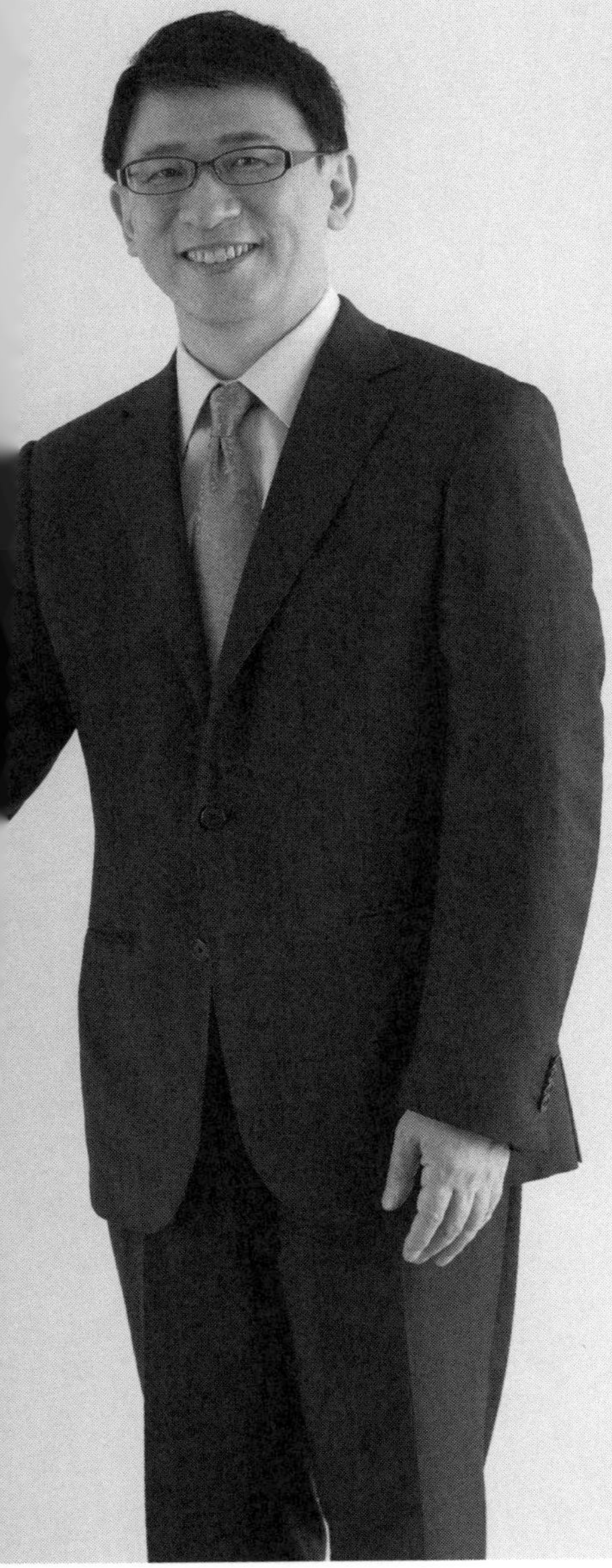

「心穏やかに生きる」

小林弘幸
×
齋藤 孝
対話
【PART 3】

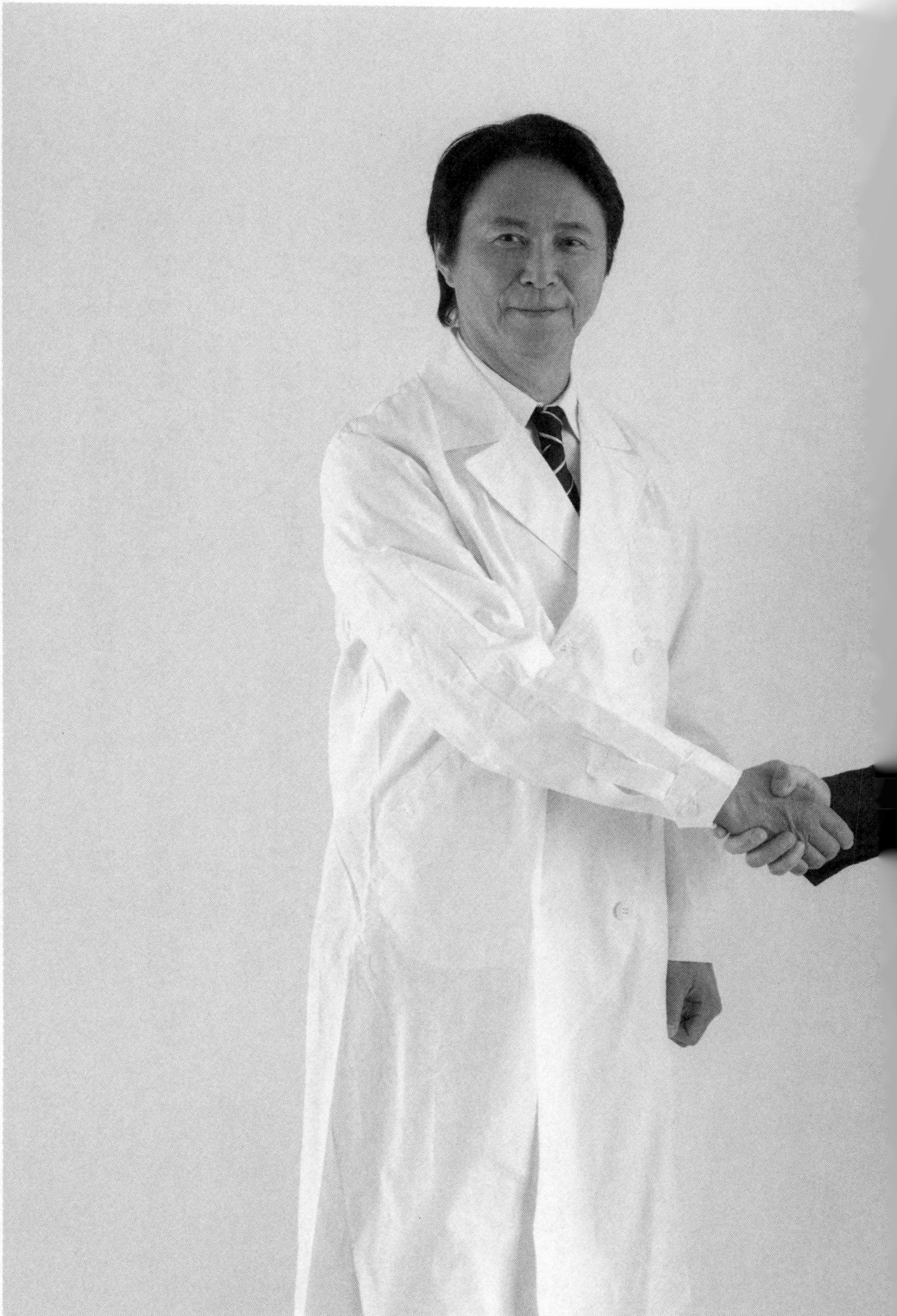

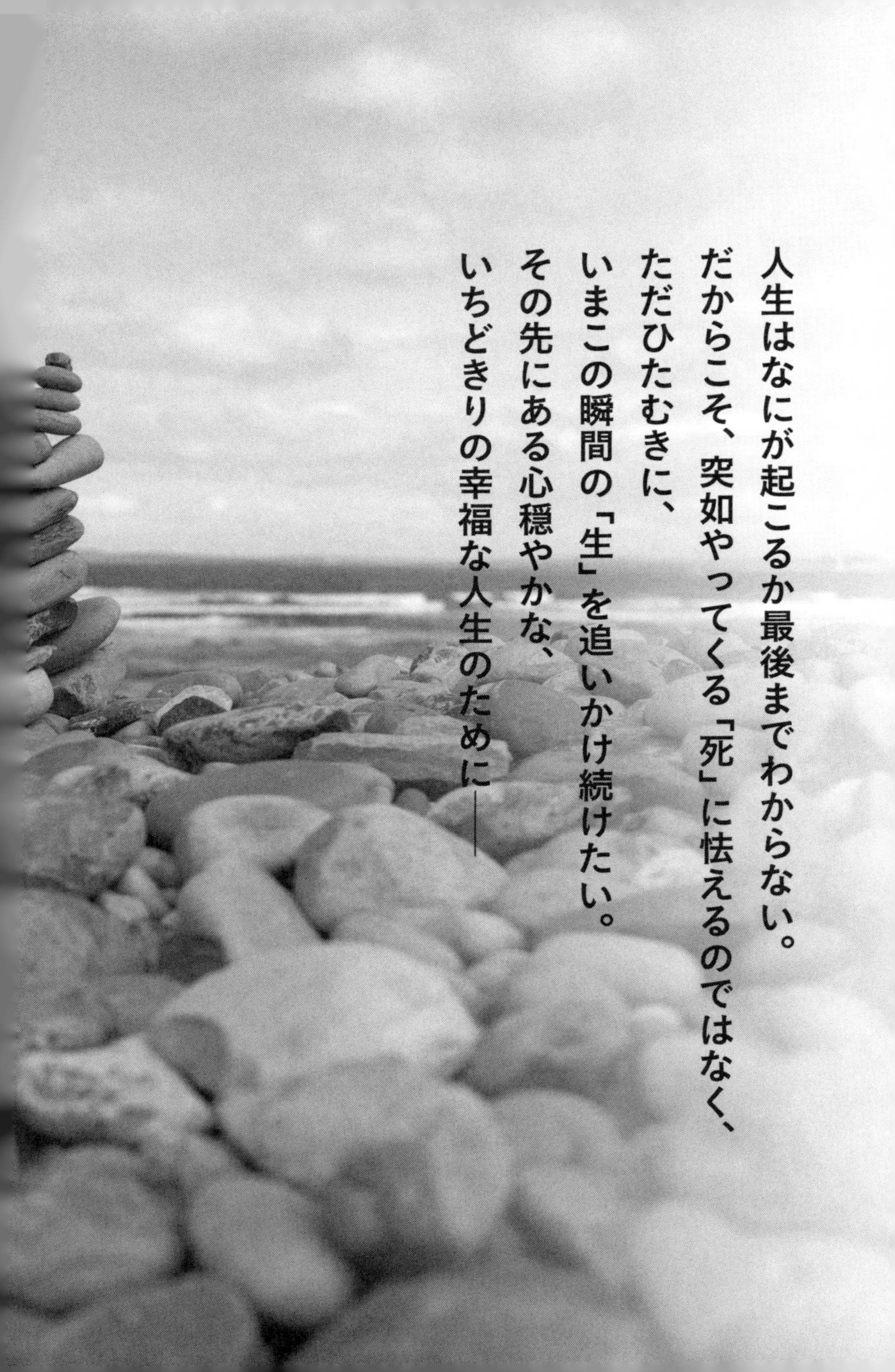

人生はなにが起こるか最後までわからない。
だからこそ、突如やってくる「死」に怯えるのではなく、
ただひたむきに、
いまこの瞬間の「生」を追いかけ続けたい。
その先にある心穏やかな、
いちどきりの幸福な人生のために――

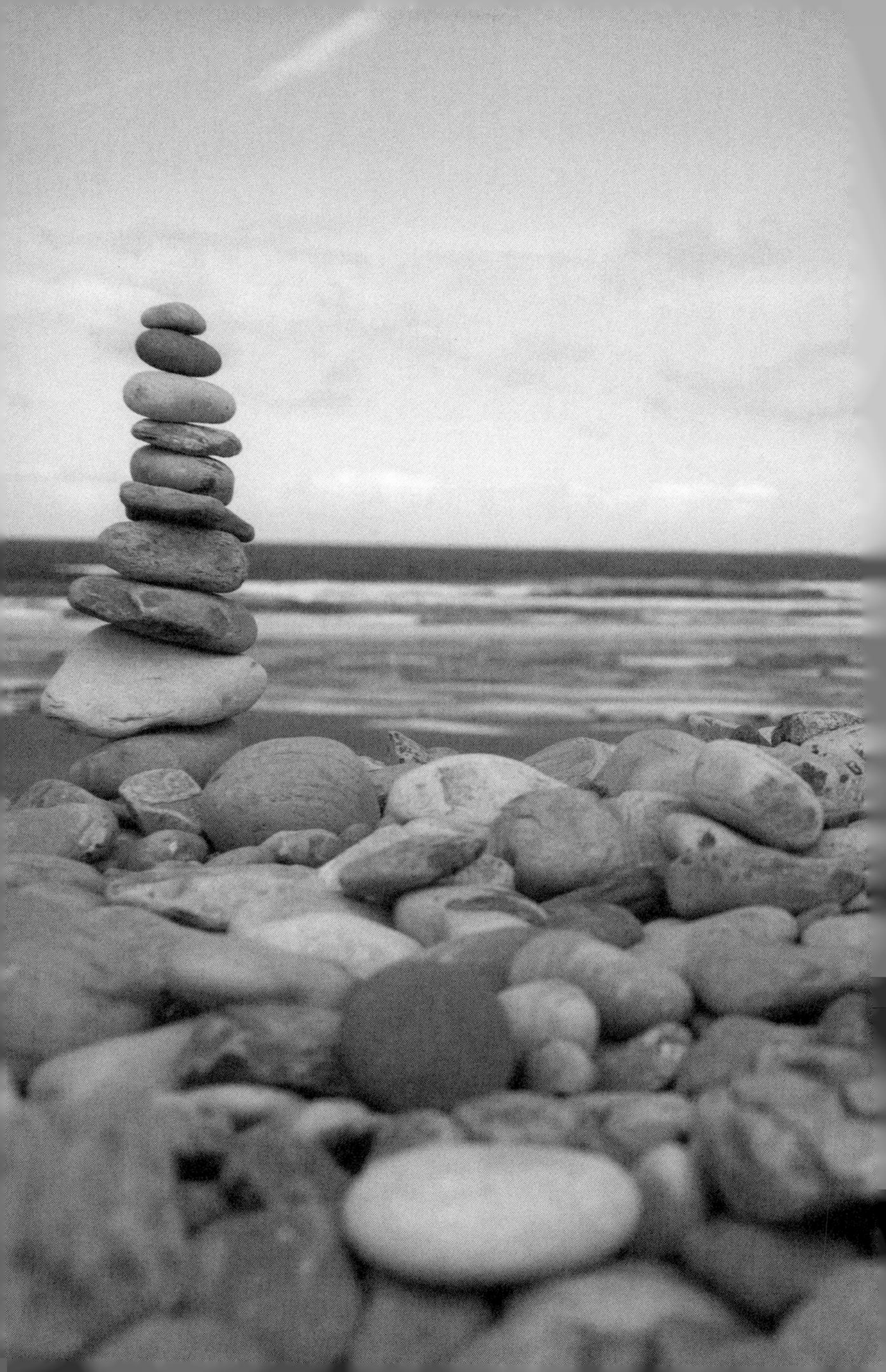

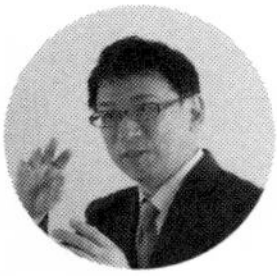

人との適切な距離感が心を穏やかにする

小林　今後おそらく心の病などが増えていくと先に述べましたが、そんな時代において、他者と関わることの大切さがあると思います。「心穏やか」に生きるためには、なんといっても他者との関係が重要ですからね。齋藤先生は、ふだん対人関係でなにか心がけていることはありますか？

齋藤　わたしは、比較的いろいろな世代と関わっていますが、心がけているのは「上機嫌」でいること。つまり、むきになってなにかをいったり、主張を押しとおしたりするのではなく、その場を上機嫌に過ごせたら上出来だと思って人と接するようにしています。とくに、あまりリラックスできないような相手とは、それなりの距離を取ることも大切だなと年々思うようになりました。たとえていうと、車を運転していると、2、3台先でも「あの車なんか危ないな……」と動きでわかるときがありますよね。「なんだかふらふらしているな」「東京の道に詳しくないな」と思って見ていると、やっぱり他府県のナンバーだったということがよくあります。それと似ていて、人でもちょっと合わないなと感じる場合には、それなりの距離感で接するようにしているのです。前もって自分で予測しておくと、それほど心も波立ちませんから。

小林　他者と関わるときに、適切な距離感を意識しているということですね。年を取ると、人それぞれいろいろなこだわりを持って生きていますからね。

齋藤　そうなんですよ。だから、自分自身ではあまりこだわらないことが大切だと思います。わたしは幸い大学生と接しているせいか、「先生、この音楽がいま流行っていますよ」などといわれると、わりと素直に聴いてハマってみます。そんな部分にはこだわりがなく、素直になったほうが頭も柔らかくなっていいと思いますね。小林先生はいかがですか？

小林　似ているかもしれませんが、これまではみんなに平等に接していましたが、最近は対人関係で多くの時間を費やすのもどうかなと思いはじめました。そのつきあいが本当に自分に必要なものかどうかを見極めないと、人生の時間がどんどんなくなってしまいますからね。

齋藤　すると、優先順位を自分のなかでなんとなく決めてつきあう？

小林　はい。要するに、自分の人生に残された時間を意識するようになったのです。最近はがんが若年化していて、若くしてがんになった患者さんを見ていると、昨日まで健康だったのにいきなり宣告を受けて人生が劇的に変わっていくことが頻繁に起こっています。そんな様子を見ていると、時間というのは本当に貴重なものだと思い知らされるのです。40歳を超えたら、もう体にはなんでも起こり得ますから。

齋藤　いつも危険があるということですね。

小林　どんな病気のリスクもありますよ。そんなことを思うと、なにごとも「あとでやろう」とか「時間ができたらやろう」というような感覚がどんどんなくなってきています。だから、齋藤先生がいったように、対人関係でも自分にとって適切な距離感を持つことは大切だと思います。

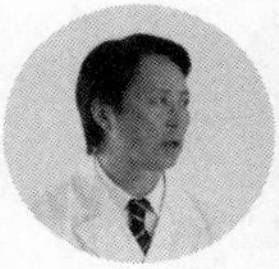

死は不意打ちでくるもの

齋藤　いま若くしてがんを宣告された人の話がありましたが、シニア世代がどうしても避けられない問題が「死」ですね。これはとても難しい問題ですが、死との向き合い方についてはいかがですか？

小林　これはいちばん難しいかもしれません。まず、日本人は宗教が日常生活とそれほど密接に絡んでいないこともあって、死を受け入れるのが難しいのではないかと感じます。たとえば、一神教などでは、死は「神のもとに帰る」というようなイメージが強くて、人生がそのまま信仰とともにある感じがあります。わたしはアイルランドというカトリックの国にいたことがありますが、かつては離婚が許されていないなど、宗教に由来する様々な現実的な問題がありました。そういった、日常を宗教とともに生きている姿を目にすると、日本人には宗教の存在感が薄いがために、死というものを上手に捉えられないのかなという気がします。

齋藤　イスラム教も、1日に5回お祈りしますね。礼拝しているときは、自分の身を神に投げ出しているわけで、それはいわば死の準備ともいえるものです。コーランにも、死んだあとには楽園があると書かれているし、信者は常に死と向き合う練習をしているのだと思います。その意味では、日本でも「南無阿弥陀仏」と唱えれば浄土へ行けると信じていた人たちは、まだ幸せだったのかもしれません。

小林　自分の存在を支えてくれるものがなにもないと、死はやはり怖いですよね。齋藤先生は、どのように死と向き合おうとしているのですか？

齋藤　わたしはいつも、死と向き合うというよりも、「気がついたら死んでいた」くらいのイメージで生きることがいいのかなと思っています。基本的には、「いまやるべきこと」「いまやりたいこと」に集中して、全力で生きることが大切。そうした連続の先に、どこかでスッと死んでいるような感じというのでしょうか。つまり、死を闇のように捉えないことを心がけています。そして、「いまを生きる」という現在進行形の力がある程度あれば、ネガティブな思考も頭をよぎりづらくなります。死と真正面から向き合うというよりも、あまり死に入り込まないようにしています。

小林 いまを生きるという力。

齋藤 はい。かつて孔子は、「死とはなんですか？」と聞かれたときに、「未だ生を知らず、焉《いず》くんぞ死を知らん」と答えたといいます。まだ生きることがどんなことかすらもわからないのに、どうして死を知ることができよう、という意味です。これを読んだとき、「さすが孔子はいいことをいうなあ」と思いました。人は誰でも、生きているうちにもう少しやれることがあるのではないかと感じるのです。小林先生のお話を伺って、『キングダム』も１巻から読んでみたいと思いましたしね。

小林 あれは、これから30年は続きますよ！ そうでないと話が終わりませんから。

齋藤 では大丈夫ですね。『キングダム』が続いている限り死ねないから、死は怖くない（笑）。でも、たしかに、自分の命よりも長く続くものごとに取り組むのもいいことかもしれません。古代ギリシャの医師ヒポクラテスも、「芸術は長く人生は短し」と述べています。彼のいった芸術とは医術を指しますが、ともかく自分が夢中になっているものが長く続いていくものならば、それを全力で追いかけている途中で人生が終わります。

小林 そうすれば迷いを持つこともないでしょうね。目の前に、自分より先を走っているものがあるのだから。でも、それが後ろから追いかけてくるようだと、不安ばかりが増していきます。

齋藤　そうか、このイメージはいいですね。「死」は、やることがなくてふらふらしているところを、いきなり後ろから不意打ちされる感じに近くはないですか？　後ろからいきなり、ガン！　と頭を叩かれて倒れてしまう感じです。でも、そうではなく、前へ前へとなにかを追いかけて生きていると、不意打ちを逃れて、いつの間にか死んでいるのかもしれません。いつだって前へ進んでいるほうが、きっといいのでしょう。

小林　病気も事故もそうですが、死は本当に不意打ちですよ。

齋藤　でも、そのときに追いかけているものがある人は、きっと死の捉え方もちがいますよね。以前、帯津良一《おびつりょういち》先生の気功法も取り入れた病院の患者さんで、余命3カ月の方とお話しする機会があったのです。そのとき、「気功法を真剣にやっていて、いまはとても落ち着いていています」とおっしゃっていて、とても驚いたことがありました。あと3カ月で亡くなるとわかっていて、ここまで平静な人生もあるのだなって。

小林　そうした人たちの集まりは、みんなで励ましあうこともあるのでしょうが、それよりも、「余命を宣告されても自分はなにも変わらないのだ」という感覚を、みなさんで共有されているのかもしれません。

齋藤 そうした人たちの生き方は、とても深く印象に残ります。偉人の最期でも、たとえば吉田松陰は29歳で刑死しますが、首を切る役人に「お役目ご苦労様です」といったとか。「三十年の春夏秋冬があったから後悔はない」と。凄いなあと思います。

小林 究極的に、なにかを追いかけ続けた人たちなんですよね。逆に、なにかを成し遂げてしまうと、その先になにを目標にしていいのかわからなくなって、不安や迷いが生じるのだと思います。

齋藤 そうですね。松陰は「自分は死ぬが、自分の種子はみんなが実らせてほしい」ともいっています。つまり、自分の人生が、後世に続いている感じがあるのです。この「続いていく」感じがいいのでしょうね。だからこそ、前を向いて現在進行形で生きることを忘れてしまうと危ない。いつ死に襲われるかと、びくびくして生きることになってしまいますから。

人生はなにが起こるかわからない

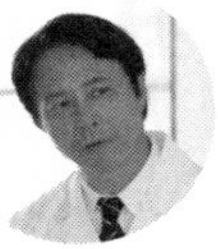

小林　過去を気にして生きていると、「あのときあれをしておけばよかった」と、後悔ばかりしてしまいますからね。先の偉人たちは、おそらく振り返っている暇もないという感じだったのでしょうけれど。

齋藤　なるほど。すると、「後悔しない」というのは、練習することで、後悔しないようにすることができる面もあるでしょうか。

小林　わたしは練習できると思います。

齋藤　案外、若い人だって後悔しますよね。「あのとき好きな人に告白すればよかった」「あの会社に入ればよかった」なんて。でも、年齢を経るにしたがって、後悔しないようにする練習をうまくできる人もいるはずです。

小林　たとえ後悔しても、人生って最後になってみないとなにが起きるかわかりませんから。わたしはそれをゴルフで学びました。

齋藤　ゴルフで？

小林　わたしはいちどだけホールインワンの経験があるのです。それまでは、わたしはホールインワンというものは一生出ないものだと思っていました。毎日プレーしていればわかりませんが、そんなに頻繁にプレーするわけではないし、確率的には出るわけがないとあきらめていたのです。

齋藤　でも、それが出てしまった？

小林　経緯をちょっと話しますと、まずあるラウンドでナイスショットをしたときに、グリーンの近くまで行ったらキャディーさんも見ていなくて、ボールをロストしてしまったんです。どこを探してもボールはなくて、代わりにキャディーさんにそのあたりで拾ったボールを渡されました。それがもう使い古したボールで……（苦笑）。仕方ないので、そのホールはロストした打数で終えたのですが、重要なホールだったのでやっぱりショックが大きくて……。そのショックから立ち直れないまま、その汚いボールをポケットに入れて次のホールに向かいました。でも、次のホールでもまだ失敗を引きずっていて、なんだか面倒になって「もういいや」と思ってそのボールで打ったら、それが1打で入っちゃったんですよ。

齋藤　その汚いボールで入ったのですか？

小林　入ったんですよ。もしきれいなボールだったら、きっと飛び過ぎて入らなかったでしょう。

齋藤　空気抵抗がちがいますからね。

小林　この話でなにがいいたいのかというと、人生はどこで逆転があるかわからないということ（笑）。失敗したと思うと、人間って目の前の失敗だけが凄く気になるものです。でも、その失敗が、実は5年後、10年後に思わぬかたちで活きてくるかもしれません。もしかしたら人生はうまくできていて、プラスマイナスゼロできちんと帳尻が合うようになっているのかもしれませんよ。少なくとも、そんな感覚を持って生きていても損はないでしょう。

齋藤　そんな感覚を持っていると、なによりポジティブに生きられますからね。でも起きるんですね、そういうことが。人生ではじめてのホールインワン！

小林　たぶんもう二度とないでしょう（苦笑）。

齋藤　凄いですね。まるでドラマみたいですね。

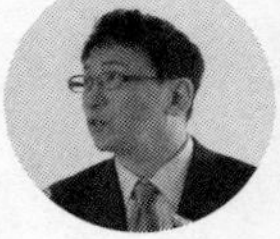

自分だけの幸せを見つけておく

小林　死の問題から離れて、最後にシニア世代の「幸せ」についても話しましょう。齋藤先生は、いま日常で幸せを感じるのはどんなときですか？

齋藤　犬と一緒にいるときは、シンプルな幸福を感じます。わたしは、犬がこの世を素直に楽しんでいる姿や、その存在のあり方そのものが好きなんです。先の話でいうと、まさにこのいまを「現在進行形」で生きていて、死もまったく恐れていないし、常にシンプルライフを貫いています。散歩に行って、ご飯を食べて、寝転がって。そしてもちろん、喜怒哀楽《きどあいらく》がきちんとあって、と。そんな犬と同じ空間に一緒にいるだけで幸せになることができます。体を撫でていると、まさに先生がいわれたオキシトシンがたくさん出ている感じがします。

小林　実際、犬を撫でるとオキシトシンは出ますからね。人間にも出るし、犬にも出ます。

齋藤　犬のほうにも出るんですね。もう毎日、朝起きるとすぐに撫でていますよ。そうすると、ぴとっとわたしに張りついてきて、そのままねんねするような感じの犬なんです。

小林　可愛らしいですね。それは犬にとってもいいことですよ。

齋藤　以前飼っていた犬が亡くなったときに、1週間経っても不幸の量がまったく減ることがなく、悲しみが去らなかったのです。そうして1週間を過ごしてわかったのは、「このままだと悲しみに耐えられなくてダメになってしまう」ということでした。そこで、1週間が経った日に、たまたま出会いがあっていまの犬を飼うことにしました。このときつくづく感じたのが、「自分の悲しみにつきあい過ぎない」ようにすることです。なにか不幸な出来事や深い悲しみに襲われたときに、悲しみがあまりに癒えないと感じたら、すぐに次のことへ歩を進めることが大切なのではないでしょうか。

小林　新しく子犬を飼えば、また犬と一緒にいる生活が、さらに15年ほどは生まれますからね。最初は難しくても、そう思って気持ちを切り替えていくことはとても大切です。

齋藤　そうですね。当然育てる責任もあるし、また新しい犬がどんどん可愛くなっていきますから。でも、見た目の可愛さだけではなくて、傍に寝そべって背中をくっつけてくれるだけで幸せになれるんです。また、家のなかに、人間ではない生き物が生きているというのも面白いのでしょうね。あたりまえですが、わたしたちは常に人間の価値観で生きています。でも、自分の生活空間にまったく異なる存在が、まったくちがう基準で生きているのがなにかありがたく感じるときがあります。

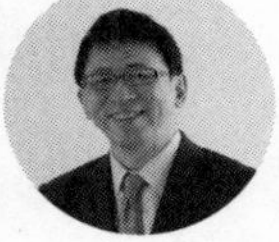

自分の「原風景」に立ち戻る

齋藤　小林先生は、ふだんどんなときに幸せを感じますか?

小林　わたしはやっぱり、朝と夕方の時間帯に自然に触れるときです。朝起きるといつも、なんとなく「よかった」「今日もまたはじまるな」という心持ちがあるし、夕方に夕焼けを眺めるのも好きです。とくに、わたしは夕暮れどきが好きで、なにか1日がうまく終わったような気持ちになって、心が落ち着いていきます。埼玉の田舎で育ったからか、山や野原や河川敷などの景色をたくさん見てきたので、いまでも自然の景色や気候によって気分が影響されるようです。

齋藤　それは、小林先生の「原風景」みたいなものですね。

小林　そうですね。あとは、食事をしっかり元気よく食べられるときに幸福感があります。医師はたくさんの患者さんを診ているので、どうしても患者さんが食事をするときのイメージが頭から離れないときがあります。なかには、「この若さで食べられないのか……」という人もおられるから、自分がしっかりと食べられるということは、本当にありがたく思える。どんなことがあっても、最終的には「体さえ健康ならどうにかなる」という感覚があります。

齋藤　やはり、幸せは自分の人生や感覚に直結した、とてもシンプルなものなんですね。わたしも静岡で富士山を毎日見て育ったので、その景色はずっと脳裏に残っていて、東京から富士山が見えるとちょっと安心してしまいます。あとは、故郷の食べ物ですね。とろろ汁や桜エビ、みかんやお茶をいただくと、「ふう」とひと息つけて気持ちが安らぎます。東京での生活のほうが圧倒的に長いのですが、こうした幸福感はいつになっても変わらないのだと思います。

小林　そんな自分だけの場所や時間に立ち戻ったり、ふとむかしを思い出したりする瞬間に小さな幸せを感じますよね。そういえば、以前富士市に行ったとき、「富士山がこんなに大きく見えるのか」と本当に驚きましたよ。

齋藤　富士市や富士宮市は凄いですよ。富士にかかる雲のかたちが、刻一刻と変わっていくさまが本当に美しい。

小林　山などを眺めているだけでも気持ちが落ち着くし、自然に触れるのはひとつの大切なポイントですね。どんな人にも、自分が幸福を感じられる存在や、自然などのリフレッシュできる場所や、自分の原風景がどこかにあるはずです。そうしたものを探して見つけておく、思い出しておくことがちょっとした幸福感に関わっていて、「心穏やか」に生きるための大切なきっかけになるような気がします。

おわりに

わたしは、長年自律神経について研究し、また現役の医師として数多くの人の治療に携わってきました。

そのうえで日々感じているのは、「現代ほど心と体にストレスが溜まる時代はないのではないか」ということです。時代がめまぐるしい速さで変化し、テクノロジーの劇的な進化によって、今後それはますます加速度を増していきます。スピードだけではありません。人間の扱う情報量が圧倒的に増え、いま以上の過剰な情報にさらされるなか、数々の「パラダイムシフト」が起こることで社会全体が根本から変わっていくでしょう。

つまり、未来に対する不透明さもまた、劇的に増しているのです。

それは、わたしたちの将来に対する不安感がいや増しているということです。いまの仕事は数年後残っているだろうか？　生活のお金は足りるだろうか？　病気や寝たきりになったらどうなるだろうか……？　そんな深刻な不安すべてがストレスとなって、ひとりの人間の心身に襲いかかってくる。

そんな時代に、わたしたちは生きています。

そのような激しい変化に対して、人間の体はすぐには適応できません。変化に最適なかたちで適応できる遺伝子が発現するのに、数世代はかかるからです。

また、「病は気から」とはむかしからいわれることです。日々患者さんと向き合う医師の観点からも、過剰なストレスは必ず病気へつながると断言できます。自律神経のバランスが崩れることで、人間の心身に様々な悪影響を及ぼしていくわけです。

わたしたちは、いままさに、自分なりに有効な手立てを打つ必要に迫られているのではないでしょうか。

そして、その手立てこそが、本書で紹介する「心穏やか」な生き方です。

「心穏やか」に生きることは、まさに自律神経のバランスが最上の状態で生きることだとわたしは考えています。もしそのように生きることができれば、あなたの心と体は、たとえ何歳であっても力強く再生していきます。

また、心が穏やかになると人間関係も改善されて、万病の元であるストレスを大きく減らしていくことができるでしょう。結果的に、「心穏やか」に生活を送ることができれば、いつからでも幸せな人生を手に入れることができるのです。

ただ、これだけ心を乱す要素に囲まれているわたしたち現代人は、かなり意識的に心を穏やかに保とうとする必要があります。でも、ただでさえ日々が忙しく、心も体もいっぱいいっぱいなのに、そんなことはとても難しいですよね。

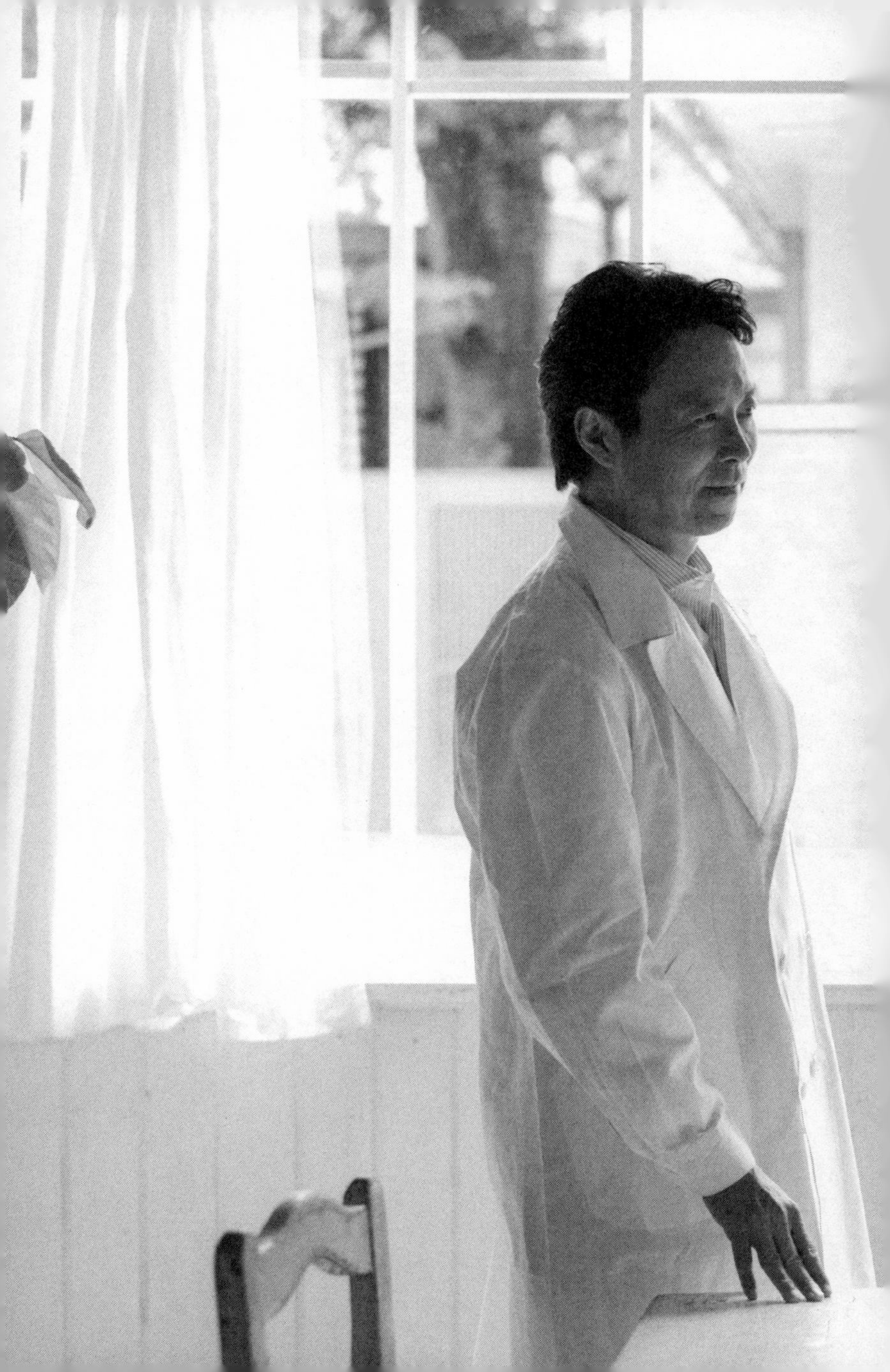

だからこそ、わたしは運動をはじめとする「身体的アプローチ」と、ちょっとしたことからはじめることができる「小さな習慣」がポイントになると考えています。このような実践的なノウハウを日々の習慣として生活のなかに組み込んでいくことで、けっして無理をすることなく、人生をより豊かに変えていくことができるのです。

本書では、医師であるわたしの実践的な方法論とともに、共著者である齋藤孝先生の考え方とアプローチを取り入れることができます。とくに対談パートでは、ふだん医学の世界に身を置く者として、人間の「あり方」を、教育学をはじめ様々な人文学的・社会学的観点から眺め直すことができ、とても刺激的な体験となりました。

人間はれっきとした生物です。しかし、人間を人間たらしめているのは「思考」であり「倫理」であり、またこの「社会」といえます。つまり、人間は社会的生物であるからこそ、深い教養に裏打ちされた齋藤先生の知見は、読者のみなさんにとっても、きっと得るところが多いものだと確信しています。

いずれにせよ、本書には、同年に生まれて今年で60歳を迎えるふたりが、これまでの人生のなかで経験をもとに編み出した、「心穏やか」に生きていくための考え方のヒントと具体的なノウハウが満載です。このなかに書かれたひとつふたつでも毎日実践していけば、あなたの人生は確実に変化していくでしょう。

幸福な人生を送るのに、年齢はまったく関係ありません。いつからでも、いますぐにでも、人間は幸福を手に入れることができる。

そう信じて、わたしは毎日を生きているのです。

小林弘幸

2020年5月

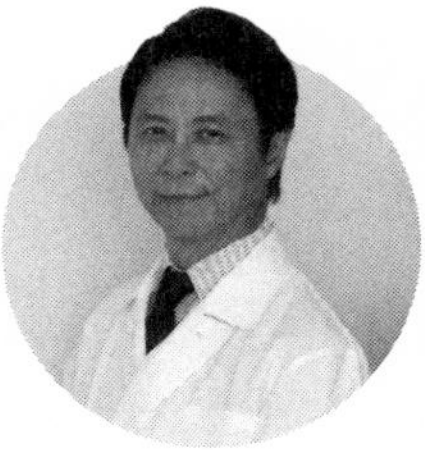

小林弘幸
（こばやし・ひろゆき）

順天堂大学医学部教授。日本体育協会公認スポーツドクター。1960 年、埼玉県に生まれる。順天堂大学医学部卒業後、1992 年に同大学大学院医学研究科修了。ロンドン大学付属英国王立小児病院外科、トリニティ大学付属医学研究センター、アイルランド国立小児病院外科での勤務を経て、順天堂大学小児外科講師・助教授を歴任。国内における自律神経研究の第一人者として、アーティスト、プロスポーツ選手、文化人へのコンディショニングやパフォーマンス向上指導を行う。著書には、『医者が考案した「長生きみそ汁」』（アスコム）、『不摂生でも病気にならない人の習慣 なぜ自律神経の名医は超こってりラーメンを食べ続けても健康なのか？』（小学館）、『最後の日まで笑って歩ける ため息スクワット』（集英社）などがある。

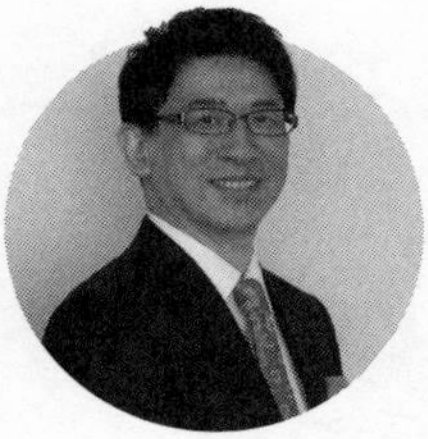

齋藤 孝

（さいとう・たかし）

明治大学文学部教授。1960年、静岡県に生まれる。東京大学法学部卒業後、同大学大学院教育学研究科博士課程を経て、現職に至る。『身体感覚を取り戻す』（NHK出版）で新潮学芸賞受賞。『声に出して読みたい日本語』（毎日出版文化賞特別賞、2002年新語・流行語大賞トップテン、草思社）がシリーズ累計260万部のベストセラーになり日本語ブームをつくった。著書には、『読書力』『コミュニケーション力』『新しい学力』（すべて岩波書店）、『雑談力が上がる話し方』『話すチカラ』（ともにダイヤモンド社）、『大人の語彙力ノート』（SBクリエイティブ）などがある。TBSテレビ「新・情報7daysニュースキャスター」など、テレビ出演も多数。NHK Eテレ「にほんごであそぼ」の総合指導も行っている。著書累計出版部数は1000万部を超える。

心穏やかに。

人生 100 年時代を歩む知恵

2020年5月26日　第1刷発行

著者	小林弘幸　齋藤 孝
発行者	長坂嘉昭
発行所	株式会社プレジデント社 〒102-8641 東京都千代田区平河町 2-16-1 平河町森タワー13階 https://www.president.co.jp 電話　03-3237-3731（編集・販売）
装丁・本文デザイン	木村友彦
写真	川しまゆうこ　塚原孝顕
ヘアメイク	Kanagon
編集協力	辻本圭介
企画・構成	岩川 悟（合同会社スリップストリーム）
販売	桂木栄一　高橋 徹　川井田美景　森田 巌　末吉秀樹
編集	柳澤勇人
制作	関 結香
印刷・製本	中央精版印刷株式会社

ISBN 978-4-8334-4023-3
Printed in Japan